Salomon Resnik

Un psychanalyste à l'écoute de la folie

Psychanalyse et Civilisations

Collection dirigée par Jean Nadal

L'histoire de la découverte de la psychanalyse témoigne que démarche clinique et théorie issues de champs voisins ont concouru, par étayage réciproque à élaborer le concept d'inconscient, à éclairer les rapports entre pathologie et société et à reconsidérer les liens entre le malaise du sujet singulier et celui de la civilisation.

Dans cette perspective, la collection *Psychanalyse et Civilisations* tend à promouvoir cette ouverture nécessaire pour maintenir en éveil la créativité que Freud y a trouvée pour étayer, repenser et élargir la théorie. Ouverture indispensable aussi pour éviter l'enfermement dans une attitude solipsiste, qui en voulant protéger un territoire et préserver une identité, coupe en réalité la recherche psychanalytique de ses racines les plus profondes.

Dernières parutions

Saverio TOMASELLA, *La subjectivité face au désastre, Subjectivation et catastrophes*, 2018.
Jean BROUSTRA, *Psychoses et langages. Scènes psychothérapiques du dire*, 2018.
Michel BASS, *Mort de la clinique. Analyse de la fracture du système de santé*, 2018.
Jean NADAL, *La pulsion de peindre. La toile et son inconscient*, 2018.
Marie-Laure DIMON et Michel BROUTA (dir.), *Les Algorithmes de l'Etrangéité, Psychanalyse et anthropologie critique*, 2018.
Dominique PERROUAULT, *La voix entre mère et bébé – La structure de soi dans l'échange vocal*, 2017.
Alain LEFÈVRE, *Mère, l'absurde malentendu. Psychanalyse et fiction clinique*, 2017.
Kéramat MOVALLALI, *Le temps et le cerveau, Rêve, psychanalyse et neuroscience*, 2017.
Claude BRODEUR, *Parcours d'un psychanalyste. Le cheminement de l'idée*, 2017.
Albert LE DORZE, *Inconscient et algorithmes*, 2017.
Pascal HACHET, *Verbier psychanalytique*, 2017.
Charles MARSEL, *Psychologie de l'inconscient et paganisme stellaire indo-européen, Mythe de création des Hyperboréens*, 2017.
Susana ELKIN et Martin RECA (Dir), *Marie Langer, Une psychanalyste féministe en Argentine*, 2017.
Robert Michel PALEM, *Ecritures en folie et folies d'écrire*, 2017.
Marie-Laure DIMON et Michel BROUTA (dir.), *Le corps & l'amour. Psychanalyse et anthropologie critique*, 2016.
Louis MOREAU DE BELLAING, *Vivre sans le capitalisme ? Inconscient et politique*, 2016.
Christian COLBEAUX (dir.), *Net-addiction, du jeu à la désaffiliation sociale*, 2016.

Sous la direction de
Martín Reca

Salomon Resnik

Un psychanalyste à l'écoute de la folie

Préface de Élisabeth Roudinesco

L'Harmattan

5-7, rue de l'Ecole-Polytechnique, 75005 Paris

www.editions-harmattan.fr

ISBN : 978-2-343-17002-2
EAN : 9782343170022

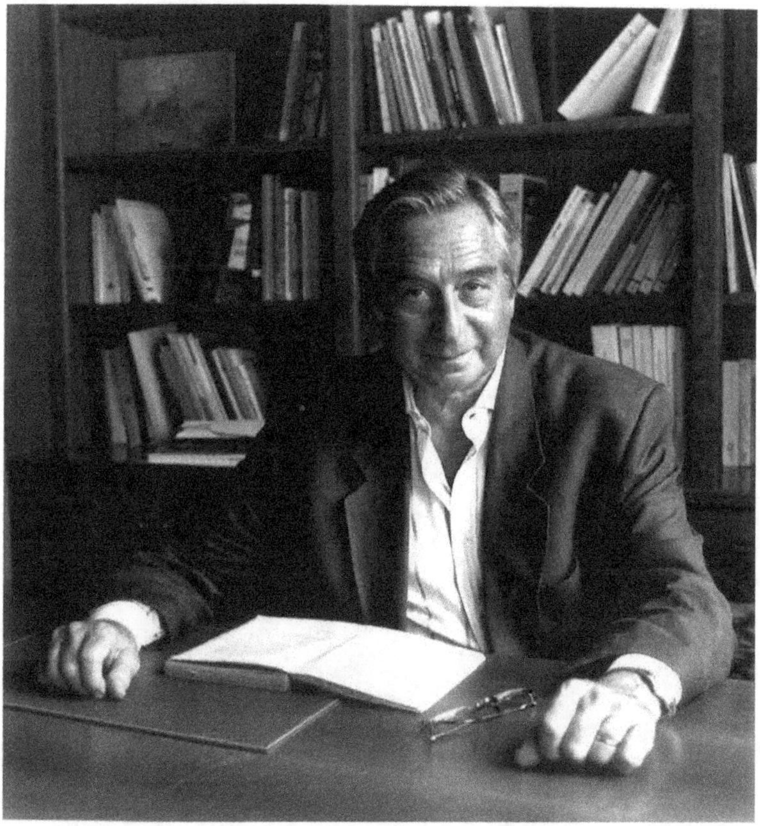

© Salomon Resnik

à Anna Taquini Resnik

Sommaire

Avant-propos

L'AFAPSM

Les liens entre la France et l'Argentine sont historiquement fluides et solides, notamment dans les domaines culturel et scientifique. Dans ce contexte, les champs de la psychiatrie et de la santé mentale ont toujours été les lieux d'échanges féconds.

La France et l'Argentine restent des nations partenaires dans le soutien et la défense d'une psychiatrie soucieuse de la personne, dans toutes ses dimensions, et notamment dans le respect du patient en tant que sujet. Les traditions psychiatriques des deux pays, essentiellement dynamiques et psychosociales, s'inscrivent dans ce registre. L'Association franco-argentine de psychiatrie et santé mentale (AFAPSM) continue de soutenir ces principes. Dans ce sens, notre association a participé à la fondation de la Coordination France-Amérique latine de psychiatrie (COFALP), qui réunit de prestigieuses institutions et différentes associations bilatérales de France et de l'Amérique latine animées par ces valeurs communes.

L'AFAPSM s'est constituée à Paris en novembre 1999, à l'initiative des docteurs Juan-Carlos Stagnaro (pour l'Argentine) et Dominique Wintrebert (pour la France). Depuis lors, elle poursuit ses objectifs principaux qui sont de :

a) promouvoir, sans exclusive, la recherche clinique en psychiatrie et en santé mentale entre les deux pays ;

b) organiser des séminaires, groupes de travail, tables rondes, congrès, et, d'une manière générale, toutes rencontres à caractère scientifique ;

c) favoriser la création de pôles de recherches communes, promouvoir les échanges d'informations, l'obtention de bourses et de stages professionnels ;

d) favoriser les interventions des membres de l'Association à toutes manifestations publiques à caractère scientifique concernant les champs médico-psycho-sociaux.

L'AFAPSM est ainsi régulièrement présente au Congrès national des psychiatres argentins, à travers des tables rondes autour d'un thème d'intérêt bilatéral, suscitant toujours un grand succès auprès du public et dans le débat. De manière quelque peu symétrique, à Paris, des colloques biennaux sont organisés par notre association avec des invités de prestige scientifique des deux pays.

Poursuivant ses objectifs, l'AFAPSM promeut les stages des jeunes internes français en Argentine et nous sommes fiers d'avoir réussi à rendre ces riches expériences professionnelles validantes pour leur cursus universitaire.

Nous proposons également des conférences-débats avec des auteurs contemporains et des conférences en hommage à des figures de la psychiatrie et de la psychanalyse argentines, avec le souci d'en explorer la vigueur et la pertinence de leur œuvre pour l'actualité de nos pratiques.

Ce livre, le quatrième publié par notre Association, témoigne de la journée organisée en hommage à Salomon Resnik qui eut lieu au Centre hospitalier Sainte-Anne à Paris, le 18 novembre 2017, avec la co-participation de la Société internationale d'histoire de la psychiatrie et de la psychanalyse. Salomon Resnik nous avait quittés le 16 février de la même année. Cette vibrante journée d'hommage, en présence de sa veuve, Anna Taquini Resnik, réunit plus d'une centaine de personnes.

Que Madame Resnik trouve en ces lignes notre reconnaissance pour son soutien à cette publication.

Ce grand psychanalyste argentin, reconnu comme un maître, laisse une trace indélébile de son travail et son enseignement. Ses collègues, élèves et amis ont proposé, lors de cette rencontre, des travaux qui résonnent avec la transmission qu'il avait toujours soutenue. La qualité, la rigueur et la créativité de ces travaux reflètent les effets de cette transmission

Martín Reca, membre actif et ancien président de l'Afapsm, a réuni les différentes interventions et il a assuré un travail d'édition remarquable. Le lecteur sera très sensible, j'en suis sûr, au résultat de cette démarche qui, loin de toute nostalgie, s'ouvre sur la voie d'une continuité de l'élan intellectuel de Salomon Resnik. Son souvenir, sa force et sa sensibilité restent ainsi vivants à travers ces pages.

Je remercie beaucoup Élisabeth Roudinesco d'avoir accepté de préfacer ce livre

Federico Ossola
Président de l'Association franco-argentine
de psychiatrie et santé mentale

Préface

Élisabeth Roudinesco

Né à Buenos Aires le 1er avril 1920, Salomon Resnik, psychiatre et psychanalyste, auteur de nombreux ouvrages spécialisés, s'est éteint à Paris le 16 février 2017, où il s'était installé en 1968, tout en formant des élèves en Italie et, notamment, à Venise. Clinicien bienveillant et jovial, il aura consacré sa longue vie à s'occuper passionnément des malades mentaux avant et après l'apparition des traitements chimiques qui dominent aujourd'hui le savoir psychiatrique.

Fils d'immigrants juifs venus d'Odessa, il s'engage à l'âge de 18 ans dans des études de médecine, puis évolue vers la psychiatrie. Il rencontre alors les pionniers de la psychanalyse en Argentine, et notamment Enrique Pichon-Rivière (1907-1977), auprès duquel il se forme. Ce maître mélancolique, fondateur avec quelques amis, en 1942, de l'Association psychanalytique argentine (APA), rattachée aussitôt à l'International Psychoanalytical Association (IPA, 1910), l'initie à la clinique des psychoses et à différents types de pratiques de groupes. Par sa conception de la « maladie unique », Pichon-Rivière, clinicien éclectique de grande envergure, soutient l'idée que la folie doit être traitée à travers trois approches : sociale, psychique et psychosomatique.

Resnik restera l'héritier de cette tradition humaniste, dont il deviendra l'un des illustres représentants. Comme le souligne son ami et collègue Pierre Delion, professeur de pédopsychiatrie à Lille, « Salomon connaissait de nombreuses langues – espagnol, français, italien, russe, ukrainien, yiddish – mais il parlait aussi le psychotique[1] ».

Autant dire que Resnik avait une compréhension innée de la langue de la folie. Et c'est pourquoi, en 1957, comme de nombreux Argentins, il quitte Buenos Aires pour se rendre en Europe, et d'abord en France, pour y parfaire sa formation auprès des ténors de la psychothérapie institutionnelle. Inventé en 1952 par le psychiatre Georges Daumezon (1912-1979), ce terme désigne une thérapeutique de la folie qui vise à réformer l'institution asilaire en privilégiant une relation dynamique entre les patients et les soignants. Déjà adepte de cette approche, Resnik rencontre donc François Tosquelles (1912-1994) et Jean Oury (1924-2014). Cependant, toujours curieux de nouvelles approches, il décide de partir pour Londres, afin de se former auprès des plus prestigieux cliniciens de l'école anglaise : Melanie Klein, célèbre psychanalyste d'enfants, et Herbert Rosenfeld (1910-1986), sur le divan duquel il suit une nouvelle tranche d'analyse tout en participant aux travaux de la Tavistock Clinic.

Il s'initie alors à une pratique différente de la folie – et surtout de la schizophrénie – qui met l'accent sur la nature inconsciente de l'identification projective dans le traitement des psychoses, c'est-à-dire sur un mode spécifique de structuration psychique du patient consistant à introduire sa propre personne dans celle d'autrui pour lui nuire, mais, aussi, pour communiquer. Dans cette perspective, Resnik se rapproche également des thèses d'Esther Bick sur la genèse de l'autisme

---

[1] Resnik (Salomon), Delion (Pierre), *Culture, fantasme et folie*, Ramonville-Saint-Agne, Érès, 2004.

et de Wilfred Ruprecht Bion (1897-1979), spécialiste du traitement psychanalytique des états psychotiques et des états-limites (*borderline states*), souvent comparé à Jacques Lacan pour ses innovations.

Quand Resnik décide de s'installer de nouveau à Paris en 1968 avec son épouse et collègue Anna Taquini, il a donc acquis toute la culture psychiatro-psychanalytique du XXe siècle : école argentine (groupale), école française (dynamique), école anglaise (intrapsychique). Autant dire qu'il est déjà devenu, par ses diverses migrations, un enseignant admiré. On retiendra trois ouvrages majeurs, *Personne et psychose. Étude sur le langage du corps* (Payot, 1973), où se trouvent déjà exprimées les idées fondamentales de son décryptage sémiologique si original de la clinique, *Temps des glaciations. Voyage dans le monde de la folie* (Érès, 1999), dans lequel il montre comment des patients psychotiques évitent les souffrances par une congélation de leur être, et *Biographie de l'Inconscient* (Dunod, 2006) où il décrit, comme dans un roman, les différentes facettes de la vie intrapsychique.

Resnik expliquait volontiers que son désir d'explorer le monde scintillant de la déraison remontait à un souvenir d'enfance : « Lorsque j'étais enfant, j'étais fasciné par une robe noire de ma mère, avec des paillettes qui me donnaient l'impression d'un univers étoilé et étonnant. Chaque paillette était un petit soleil. »

Ce recueil de témoignages en son honneur reflète bien toute la vivacité de son enseignement et de son éthique psychanalytique.

Salomon Resnik, un maître, un ami

PIERRE DELION

Alors que je le connaissais depuis les années 1990, lorsque j'ai proposé à Salomon Resnik de rédiger une biographie sur sa vie et son œuvre[1] au début des années 2000, il en a été très ému, et nous avons commencé à nous rencontrer chez lui pour nous mettre au travail. Très rapidement, j'ai pris la mesure de sa trajectoire extraordinaire, notamment de la qualité inégalée de sa formation « à perpétuité ». Bien sûr, j'avais déjà pu apprécier, depuis cette dernière rencontre, une bonne part de ses talents, en particulier son intuition clinique géniale et son sens de l'humain contagieux. Mais lorsque vous réalisez le chemin parcouru pour continuer de se former auprès des plus grands, son appétence insatiable de contacts avec les plus expérimentés, ses capacités de mémoire des histoires de chacun et son intelligence profonde de l'homme, alors vous savez que vous êtes en présence d'une grande âme.

À partir de 1991 environ, il a accepté avec enthousiasme de venir dans le service de pédopsychiatrie dont j'avais la responsabilité à l'époque à Angers. Il y venait trois fois pas an jusqu'à mon départ pour Lille, fin 2002. Cela se passait le vendredi et

[1] Resnik (Salomon), Delion (Pierre), *Culture, fantasme et folie*, Ramonville-Saint-Agne, Érès, 2004.

le samedi, et notre équipe était présente au complet pour ne pas rater une seule de ces occasions exceptionnelles de redonner vie à des relations transférentielles étouffées, à des dépressions soignantes envahissantes, à des appareils psychiques pris dans les rets des transferts entropiques, et ainsi nous aider à mieux approcher la psychopathologie transférentielle des petits patients qui nous étaient confiés. Nous lui proposions de rencontrer des enfants autistes et psychotiques avec leurs parents, en compagnie de leurs soignants référents.

Je me rappelle que pour l'une de ces premières consultations avec lui, les parents réticents avaient accepté du bout des lèvres de dire une nouvelle fois leurs difficultés à une autre personne que celles qu'ils rencontraient habituellement. Mais leur confiance en nous les avait finalement décidé à venir et à parler avec lui. L'entretien dura longtemps, et l'équipe, réunie dans la salle de conférence du service, attendait avec une certaine inquiétude le devenir de cette consultation problématique. Au bout de deux heures, la consultation se termina et les parents nous quittèrent avec le sentiment d'avoir eu raison de rencontrer ce « grand professeur ». Et Salomon Resnik rejoignit les soignants pressés d'avoir son témoignage sur cette très longue consultation. Il entra dans la salle de conférence, et devant cette attente anxieuse qu'il décèle aussitôt, il s'arrêta à l'entrée et déclara avec sa malice proverbiale : « C'est un garçon ! » Cela déclencha des rires inextinguibles, une détente immédiate se produisit, et il nous raconta ce qu'il a accueilli et compris de cette consultation.

Vous vous doutez qu'il ne s'agissait pas seulement d'un garçon, mais qu'en outre, sa pathologie autistique était une énigme en soi. Ce jour-là, l'attention des soignants était d'une qualité exceptionnelle elle aussi, et les considérations psychopathologiques et thérapeutiques qu'il a pu proposer sont restées dans la mémoire de tous ceux qui y ont participé.

Une autre fois, il nous a véritablement « sauvés » dans le déroulement d'une prise en charge extrêmement difficile, celle de Nikis, un enfant psychotique gravissime, dont la violence était considérable. La compréhension de son histoire par l'intermédiaire des récits des soignants qui l'entouraient a été déterminante pour réorienter cette histoire très éprouvante vers une nouvelle direction qui s'est avérée prometteuse. J'ai raconté cette aventure extraordinaire dans un ouvrage consacré au packing, car elle témoigne de ses capacités hors du commun de comprendre en profondeur l'équation des sujets en déshérence.

D'année en année, par le génie de son enseignement « en situation », il a véritablement transformé « l'esprit d'équipe » pour en faire un instrument sensible à l'accueil de l'autre et aux spécificités de chacun. Lorsque j'ai quitté Angers, cette expérience avec lui fait partie des souvenirs qui m'ont le plus apporté dans ma formation, et j'ai mieux compris que François Tosquelles, qu'il avait rencontré en 1957 chez Georges Daumézon, lui ait alors proposé de venir travailler à Saint-Alban. Mais Salomon Resnik avait décidé d'aller travailler à Londres avec Melanie Klein, Herbert Rosenfeld, Wilfred Ruppert Bion, Esther Bick et bien d'autres encore. C'est aussi grâce à lui et à Anna Taquini Resnik que j'ai pu suivre une deuxième psychanalyse avec Joyce McDougall, ce dont je leur sais gré à tous les deux. J'ai également eu l'opportunité de participer à un de ses séminaires de supervision avec la présence de plusieurs des intervenants de notre journée d'hommage, notamment Louis Edy, et j'en garde le souvenir d'avoir été aidé de la meilleure façon dans la prise en charge des petits patients que j'y exposais.

Je ne reprendrai pas tous les concepts qui me paraissent utiles dans sa pensée. J'insisterai tout au plus sur quelques-uns d'entre eux.

Une perspective humaine avant tout

Le double transfert tout d'abord que je reprends souvent à mon compte tant il me semble éclairer un aspect du transfert que la seule dialectique transfert/contre-transfert ne rend pas assez. À côté de la dissymétrie entre le patient et le psychanalyste qui est en lien avec le fait que le premier vient voir le second pour être aidé, Salomon Resnik insiste avec juste raison sur le fait que cette rencontre se situe dans une perspective humaine avant tout, et que, dans ces conditions, le transfert de l'un envers l'autre, comme champ de forces (Kurt Lewin) peut être considéré de façon réciproque, d'où le terme de double transfert qu'il propose à cet effet. Il s'agit alors de s'engager dans la co-création d'un langage commun qui permettra au patient de faire connaissance avec son histoire souvent recouverte d'un voile aliénant, mais également à son psychanalyste de continuer à se former. Et chez lui, cette position de la formation continuée n'était pas démagogique, elle s'incarnait dans sa pratique de façon évidente. C'est dans ce contexte que sa métaphore musicale prend tout son sens : « Son Inconscient atonal ou dodécaphonique amène le patient auprès du psychanalyste, accordeur du moi psychique. »

Temps des glaciations. Voyage dans le monde de la folie ensuite, ouvrage majeur, dans lequel il reprend cette idée de l'écologie du transfert, tantôt gelé, tantôt volcanique, qui vient traduire les aléas de l'identification projective, utilisé par les personnes psychotiques pour sauter par-dessus l'abîme des angoisses primitives, en quête d'un lieu où recommencer. En appui sur le récit de Rabelais narrant les aventures de Pantagruel arrivé aux confins des mers hyperboréennes au printemps, entendant les bruits de la bataille entre les Néphélibates et les Arismapiens qui avaient gelé avant l'hiver précédent, se dégeler et redevenir audibles, Salomon Resnik nous propose une démonstration des mécanismes de défense contre le processus de la psychose, et notamment celui de la glaciation, qui peut conduire aux barrières autistiques en lieu et place de lignes de respect. Le mécanisme d'induction qu'il décrit est l'arme utilisée par le patient pour se défendre de tout ce qui pourrait lui faire ressentir l'impression que quelqu'un, même bien intentionné, voudrait le voir changer. Cette hypothèse théorique se vérifie sans cesse dans la clinique et permet de mieux comprendre ce qui se joue dans l'écologie du double transfert, comme instrument incontournable sinon d'une guérison, mais, à tout le moins, d'une amélioration du niveau d'angoisse archaïque du patient psychotique.

Enfin, je conclurai cette modeste présentation par son intérêt pour la question du corps dans la psychopathologie. Son premier livre aborde cette problématique à partir de ses réflexions sémiologiques sur le syndrome de Cotard. Il y montre que l'hypocondrie est une forme particulière d'identification projective sur les organes internes du corps propre, mais que, dans certains cas, tel celui du « délire de négation de Cotard », elle est relayée par une hallucination négative portant sur le corps lui-même. Mais, dans toute son œuvre, le corps est présent comme un palimpseste de l'histoire du patient, avec ses avatars conscients et inconscients qu'il s'agit de déployer avec lui pour en extraire les invariants, et les rendre à une culture commune, ce fameux langage partagé déjà évoqué. Cette fonction psychanalytique sémiologique rejoint alors la fonction psychanalytique organisatrice, celle qui s'appuie sur le pont construit ensemble dans le transfert.

Salomon Resnik nous a quittés en 2017. Mais il reste bien vivant dans mon monde interne. Jamais, je n'oublierai ce qu'il m'a apporté au service des enfants autistes et psychotiques, et plus généralement auprès de tous les patients en attente d'une psychiatrie plus humaine.

Être psychiatre et psychanalyste

MARTÍN RECA

Les liens entre la psychiatrie et la psychanalyse – leurs objets, leurs paradigmes et leurs pratiques – sont très complexes[1], et non seulement en France. Les tentatives de rapprocher scientifiquement la psychiatrie et la psychanalyse semblent vaines, trop disparates ou circulaires, « mécaniques » nous dirait Salomon Resnik.

Cependant, interroger ces liens réciproques redevient vivant et utile, me semble-t-il, lorsqu'on les dialectise en imaginant une conversation intéressée entre un psychiatre et un psychanalyste, notamment en situation d'être confrontés à la problématique soulevée par la psychose. Car c'est la psychose (et notamment la psychose chronique) qui a créé des ponts entre la psychanalyse et la psychiatrie, qui a fait débattre ensemble psychiatres et psychanalystes. Depuis Jung et Freud jusqu'à nos jours, en passant par Lacan et Ey. La psychose les a réunis, certes, mais le plus souvent pour qu'ils se trouvent à expliciter surtout leurs différences foncières.

---

[1] Cf. Les numéros de *L'Information psychiatrique* consacrés à cette thématique dans sa rubrique « Mémoires vives ». Il s'agit d'une série d'entretiens avec des psychiatres-psychanalystes, coordonnée par Suzanne Parizot. Cf. Parizot (Suzanne) et coll., *L'Information psychiatrique*, vol. 92, 10, décembre 2016 et Hochmann (Jacques), *Psychiatrie et psychanalyse* 13, *L'Information psychiatrique*, vol. 94, 6, juin-juillet 2018.

Ces différences, à les signaler sans reconnaître en elles des réalités parallèles et fécondantes, ne peuvent conduire qu'à une més-entente et à une séparation. Le psychiatre et le psychanalyste finissent par ne plus se fréquenter ou par cohabiter dans la conviction « qu'ils ne font pas le même travail ». Ce clivage semble opérer régulièrement ainsi au sein d'une même personne, lorsqu'elle est, à la fois, psychiatre et psychanalyste.

Salomon Resnik, dans ce dialogue, s'inscrivait tout autrement. Il entendait faire plein usage de ces liens, les créant même. Aussi bien en lui, en conversation interne, dialectique, dans sa pensée, qu'en conversation avec ses collègues.

Une conversation possible entre psychiatres et psychanalystes

« Con-verser » était une activité nécessaire et complémentaire pour Resnik. Il rappelait volontiers, à l'appui de l'étymologie de ce verbe, qu'il s'agissait pour chaque interlocuteur de « verser (son contenu) ensemble (co) dans un même contenant ». Pour parvenir à converser ensemble, il fallait réussir à « oublier » – dans le sens de dessaisissement méthodique que Bion donne à cet *oblivion* – aussi bien la théorie que sa métathéorie afin de revenir à l'observation clinique.

Tout le monde gagnerait à « converser » groupalement à son propos. On reconnaîtra ici en perspective un des principes fondamentaux du travail transférentiel en groupe et son corollaire intrapsychique : nous appréhendons davantage notre patient ou notre objet mental à les penser sous différents « points de vue ».

Resnik ne disqualifiait pas pour autant l'évolution quasi naturelle, spécifique, au sein de la médecine de l'âme qui avait amené cette dernière du paradigme du regard vers celui de l'écoute. Du regard du médecin aliéniste à l'écoute de l'analyste. De l'action au verbe. Du corps à la pensée. Des traitements physiques au traitement psychique.

Resnik ne méconnaissait pas ce déplacement élaboratif et y voyait sans aucun doute, comme beaucoup, un progrès de la méthode et de son objet. Mais, là où ces éléments de progrès sont avancés – à suivre les débats entre psychiatres et psychanalystes – comme arguments de distinction et de démenti réciproques, il entendait, bien au contraire, que le regard et l'écoute travaillent en réalité de concert dans la saisie de l'objet d'observation et, tout particulièrement, dans la psychose, où le langage intentionnel est autant parole que geste corporel.

Toute son œuvre psychiatrico-psychanalytique est construite, je crois, sur ce modèle de la *visibilité* de la réalité psychique.

La question est passionnante et complexe depuis *L'Interprétation du rêve* : voir l'invisible de l'inconscient. « Dans la tête », certes, mais aussi dans l'espace psychique élargi dans notre rapport avec le monde. Pour le psy, dans un espace ouvert par la rencontre avec son patient et les autres collègues. Car la pulsion de la réalité psychique à se manifester (à s'accomplir) constitue son masque, ses propres reflets et ses ombres, ainsi que l'organe qui la percevra !

Pour tout cela, on n'est pas surpris par la manière dont Georges Daumezon (1912-1979) introduisait le numéro spécial que *L'Information psychiatrique* consacra à ses travaux auprès des patients schizophrènes peu de temps après son arrivée en France, de retour d'Angleterre, en 1970 : « Resnik utilise certes un vocabulaire et des modèles kleiniens, mais beaucoup plus encore, il saisit (par le langage non verbal) la voie d'une rééducation phénoménologique immédiatement sensible au psychiatre comme au malade, [...] sa technique m'est apparue comme beaucoup plus intégrable à la psychiatrie que la plupart des techniques (purement) psychanalytiques[2]. »

[2] Cf. Numéro spécial avec trois articles princeps de Salomon Resnik, in *L'Information psychiatrique*, 1970, p. 459-515.

Converser avec les confrères hospitaliers

Une manière de faire et d'en parler « plus intégrable à la psychiatrie », certes, mais faut-il encore vouloir susciter une telle occasion de rencontrer les confrères psychiatres. Et de préférence sur place.

Resnik aimait les institutions psychiatriques comme on dit d'un médecin généraliste qu'il aime l'hôpital : l'enceinte, le hall d'entrée, ses couloirs, les chambres des patients, les salles de réunion, les espaces ouverts sinon verts. Mais aussi les odeurs, les échos, les bruits, les événements inattendus, les surprises. Se retrouver dans l'univers de ce *setting* humain et non humain stimulait sa vocation de psychiatre-psychanalyste. « Allons au Borda[3] – me disait-il, acceptant mon invitation à être membre d'honneur de l'Association franco-argentine de psychiatrie et santé mentale que je contribuais à créer à l'époque avec des collègues psychiatres et psychologues, tous psychanalystes –, allons au Borda pour rencontrer l'équipe de la Colifata[4] et les patients qui y participent ! J'ai très envie de penser avec eux cette fabuleuse expérience ! »

Avec cette même ouverture d'esprit que son regard vif et sa voix chaleureuse rendaient partageables, Resnik se montrait toujours disponible pour participer à des colloques, des journées d'étude et des débats avec des équipes psychiatriques… « à la condition que l'on parle de clinique !, sinon, on va à nouveau ériger notre phobie foncière de la folie en discours théoriques[5]. »

Ce pacte éthique, politique presque, avec les lieux de la folie, lui venait de son Maître à Buenos-Aires, Enrique Pichon-

[3] Hôpital psychiatrique municipal José T. Borda de Buenos-Aires.

[4] La Colifata, radio libre et autonome animée par les patients internés, dont certaines émissions sont achetées et diffusées par les grandes chaînes commerciales.

[5] Communication personnelle.

Rivière (1907-1977), qui aimait autant la pratique de la psychiatrie et de la psychanalyse que sa transmission passionnée en conversations amicales dans les lieux de la ville. Avec lui, après le séminaire, ils allaient boire un verre dans un café pour continuer de converser de poésie, d'art et de folie. Dans ces lieux nocturnes des années 1950, les processus de création et les processus de chaos psychique s'entrelaçaient en volutes de fumée et en dessins rehaussés sur des serviettes en papier. Sur un de ces dessins, Pichon-Rivière donna naissance à son idée de dépression de base, comme élément originaire commun à tous les états psychotiques[6]. Inspiré de Wilhem Griesinger (1817-1868) et de son concept de *Einheitpsychose* (psychose unique), Pichon-Rivière donnait à cet élément unificateur une dimension dynamique, celle d'un deuil non « digéré » et voué, hélas, à des tentatives pathologiques d'élaboration dont découlaient les diverses formes nosologiques.

Tout comme Griesinger aussi, cette figure marquante de la psychiatrie et de la psychanalyse argentines, est restée célèbre pour ses réformes de la prise en charge des malades mentaux et du système asilaire.

Il était donc tout naturel que Resnik, en s'installant à Paris, poursuive cet engagement au sein du mouvement transformateur théorico-pratique de la psychothérapie institutionnelle auprès de Georges Daumezon, mais surtout de François Tosquelles (1912-1994) et, plus tard, de Jean Oury (1924-2014).

Un des principes majeurs de ce mouvement est de soigner l'institution en la pensant créativement, afin de proposer aux malades « un espace pour délirer », avec l'idée que ce cadre ainsi investi par les patients et les soignants est indispensable pour créer des ponts, des passerelles de socialisation. Pour ces praticiens, la mission de la psychiatrie.

[6] Mahieu (Eduardo) et Reca (Martin), *Pichon-Rivière, une figure marquante de la psychanalyse argentine*, Paris, L'Harmattan, 2006.

Resnik y apportait sa déjà riche expérience anglaise, obtenue auprès des communautés thérapeutiques inventées par Malcolm Pines, ainsi que son propre art dans les traitements de groupe qui doit tant à l'enseignement de Wilfred R. Bion (1897-1979) et de John Rickman (1891-1951).

Le livre de Pierre Delion[7] retrace bien ces années-là et la philosophie qui inspire la psychothérapie institutionnelle, ce soin aussi individuel que collectif.

Il va de soi qu'un hôpital devant atteindre ce haut niveau de spécialisation avec ses légitimes aspirations curatives, ne peut se concevoir sans le déploiement en son sein d'une capacité constante à penser, à « injecter » du sens (ou à le retrouver), pour approcher au plus près le comportement de l'autre malade et le soigner en « l'humanisant ». Les présupposés psychanalytiques offrant cet outil, le métier de psychiatre et l'étude critique de la psychiatrie se sont vu confondus dans un même épistème psychanalytique, en un seul et même rôle, en un seul et même moulage. Pour le meilleur… mais aussi pour le pire.

Resnik, je crois, se méfiait beaucoup (trop ?) des discours établis. Dans les discours « qui s'établissent », Resnik voyait une sorte de « reflet », induit transférentiellement par la problématique même de la psychose, de la magnanimité « surconceptuelle » (Maldiney) du vécu délirant, de son idéologie défensive, phobique, du contact réel avec le monde.

Il y signalait également le risque d'idéalisation. Idéalisation de l'outil de travail, de ses propres capacités de compréhension et d'intervention thérapeutique. Idéalisation aussi de la maladie mentale qui devenait ainsi exclusivement *folie*. Folie humaine.

C'est pourquoi le mouvement antipsychiatrique ne pouvait pas entraîner son adhésion. « À la différence de Henri Ey qui

---

[7] Delion (Pierre), *Rencontre avec Salomon Resnik. Culture, fantasme et folie*, Toulouse, Érès, 2005.

était anti-antipsychiatre, moi, je suis pour la psychiatrie. En règle générale, je ne suis pas "anti" mais "pour"[8]. »

Et c'est curieusement autour de l'hospitalisation, de l'hôpital, qu'il a fini par être en désaccord avec ses confrères « hospitaliers ». Des institutionnels, il critiquait la confusion des rôles. Des antipsychiatres, l'abolition des murs.

« Je pense qu'une différenciation des rôles est importante. Parce qu'un psychotique est déjà perdu dans son rôle de personne dans la vie. Un psychotique a des difficultés à être une personne. Il est plutôt un personnage[9]. » Certes, il faut l'aider à en sortir (plutôt qu'à « sortir »), mais cela implique toujours un grand danger pour le patient. Le risque de suicide à ce moment-là est important. « Parce que son *Self* délirant, c'est la philosophie qu'il a trouvée pour sortir d'une autre situation aussi grave sinon plus. » Faire « sortir » quelqu'un de son « masque » nécessite une compréhension approfondie, une co-présence pensante, une « hospitalisation en l'esprit et le corps du thérapeute ». Mais cela peut ne pas suffire : « Je crois donc en la nécessité de l'hospitalisation, comme lieu et espace légitime et apte pour ces moments de crise[10]. » L'abolition des hôpitaux psychiatriques, promulguée en Italie par la loi 180, résultait d'une démarche politique. Son fondement était qu'il fallait laisser « libres » les malades psychotiques, parce que c'était une maladie sociale ![11]

Sur ce point précis, la psychiatrie, avec son vaste repérage nosographique construit dans le temps, semblait venir, dans la pensée de Resnik, au secours d'une psychanalyse égarée dans des idéologies ; lui rendre son meilleur service.

La psychiatrie, non le statut du psychiatre ! Entendons-nous bien, car il n'était jamais question de défendre le statut de

---

[8] Reca (Martin) et Sicard (Marion), « Interview de Salomon Resnik », in *L'Information psychiatrique*, vol. 90, 2, février 2014.

[9] *Ibid.*, p. 156.

[10] *Ibid.*

[11] *Ibid.*

médecin, encore moins en le hiérarchisant, comme jadis, contre une psychanalyse « profane ».

Converser avec les auteurs classiques de la psychiatrie

Peut-être que, comme Henri Ey, la connaissance de la psychose pour Resnik ne pouvait se dissocier de l'expérience que l'on en obtient « en la maniant » dans les lieux de soin[12]. Point de connaissance utile sans engagement dans le terrain – et le terrain, c'est le malade lui-même, perçu dans sa réalité – une fois la rencontre réussie. Point de rencontre si l'on y oppose une théorie « à appliquer ». Point de rencontre non plus si l'on l'affronte sans rien savoir de ce qu'on peut « rencontrer ».

Compliquée comme « conversation » ; mais sa proposition, nous l'entendions ainsi : il faut beaucoup apprendre, mais il faut savoir oublier ce qu'on a appris pour le remémorer opportunément avec le patient, le découvrir profitablement.

Il paraissait familiarisé à repérer chez ces auteurs ce qui était le fruit de leur rencontre avec la « réalité » psychotique. L'histoire l'intéressait, celle du concept aussi. Mais Resnik transmettait les *insights* de ces psychiatres enchâssés dans une telle solidarité avec le matériel clinique actuel qui les lui rappelait que cela donnait l'impression qu'il en faisait des outils anachroniques, transcendant leur époque et parfaitement utilisables, car vrais, fondamentaux. La référence aux descriptions nosographiques n'était jamais une affaire académique, mais une opération de pensée.

Cette utilisation universelle de ces œuvres célèbres lui faisait négliger à dessein « les appareils » de pensée qui avaient permis leur montage. Ces auteurs pouvaient ainsi appartenir tout aussi bien à l'école allemande, française, suisse, hongroise ou anglaise, et leurs idées être nées dans ces différents berceaux. Il se plaisait tout de même à dire qu'il préférait la psychiatrie classique fran-

[12] Ey (Henri), *Défense et illustration de la psychiatrie. La réalité de la maladie mentale*, Paris, Masson, 1977.

çaise par sa finesse dans la description sémiologique ; mais, autrement, les auteurs n'avaient pas pour lui d'autre frontière que les limites de leur découverte, de leur sensibilité clinicienne.

Avec cette liberté, il conversait avec eux. Et il avait ses *habitués*. En séminaire, il affirmait avec admiration que son pivot pour diagnostiquer était la notion de *Eigenbeziehungen* décrite par Karl Wernicke (1848-1905) et citée par Eugen Bleuler (1857-1939). Le patient a la conviction que tout le concerne, qu'il est dans la pensée des gens qui le regardent. C'est le délire de référence. En conversation avec nous[13], il affirmait : « Pour le diagnostic, je ne me réfère pas aux différents symptômes (tous précieux à être repérés), mais au concept phénoménologique de transformation du monde ». « Car c'est le signe d'un passage de l'être schizophrène à schizophrène. » Dans sa « conversation » avec Wernicke et Bleuler, Resnik « versait » à son tour dans ce concept l'idée ontologique d'un retournement du rapport au monde qui fait passer celui-ci d'allocentrique, hétérocentrique, à un monde égocentrique absolu. Il y transvasait aussi la notion psychanalytique d'identification projective et introjective en en signalant l'effet pathologique dû à l'effondrement de leur limite.

Il était évident que le respect du concept ne passait pas par la pureté de son emprunt, mais par la conversation interne, affective aussi, que le concept suscitait en chacun de nous, confrontés à notre tour à la réalité de l'autre-malade. Ainsi Resnik nous démontrait-il combien on pouvait « actualiser » les idées de nos devanciers en les interrogeant, les complétant, les réfutant même.

Il admirait le grand Kraepelin (1856-1926) pour son immense travail de classification étiologique et syndromique à travers son *Traité de psychiatrie*, ainsi que Karl Jaspers (1883-1969)

---

[13] Reca (Martin), « Rencontre avec Salomon Resnik », in *La Lettre de la schizophrénie* 16, septembre 1999, p. 16-20. Et Resnik (Salomon), *An Archaelogy of the Mind*, Scurelle, Silvy Edizioni, 2011, p. 204.

pour la précision avec laquelle celui-ci chercha à donner une cohérence logique et temporelle à toute la psychopathologie. Mais – disait-il en s'animant – « la véritable révolution psychiatrique fut faite par Pinel et Esquirol, en inscrivant la maladie mentale dans la sphère de l'humain[14] ». Le premier avec son *Traité médico-philosophique sur l'aliénation mentale* (1801) dont Resnik rappelait l'importance du titre ; le second, avec sa thèse sur les passions comme problématique centrale de l'aliénation et de son abord thérapeutique.

Dans sa lecture, « l'humanisation » de la geste pinélienne ne se résume pas à la libération des malades de leurs chaînes de contention, leur restituant ainsi compassionnellement le droit à un minimum « d'humanité » dans leur traitement. Ce qui était ainsi « humanisé » était la maladie mentale elle-même. Sa « réalité humaine » chez l'homme. La présence de la pathologie ne dissout plus le sujet, rabaissant sa nature à celle des animaux. La maladie mentale, elle, est une affaire humaine. En effet, la déshumanisation dans le traitement des malades d'alors ne reposait pas (seulement) sur de l'ignorance, sur une logique de restriction budgétaire, sur un manque juridique ni sur un sadisme social inconscient et projectif. Il y avait aussi deux idées qui prévalaient dans l'ère pré-pinelienne, celle de la possession démoniaque et celle de l'animalité[15].

Des sémiologues français de cette nouvelle ère, et notamment de Philippe Chaslin (1857-1923), il appréciera la finesse descriptive des signes et leur inscription dans un type particulier d'expression pathologique, en voyant en cela la double inscription « humaine » de sa démarche clinique : le fait qu'elle

---

[14] Communication personnelle en séminaire dans son cabinet du 20, rue Bonaparte, à Paris, en mai 2000.

[15] Idéologies dominantes que, curieusement, on retrouve chez certains patients comme thématique délirante chronique, dans un énoncé à la première personne.

soit « vivante[16] » et subjective[17]. La réaction personnelle suscitée par le processus morbide, en tant que réponse unitaire, intentionnelle et involontaire du sujet, doit être appréhendée dans la fragmentation symptomatologique par laquelle elle se manifeste. Chaque type de malade est considéré, d'un côté, de manière fragmentaire, et de l'autre, de manière unitaire (le type morbide qu'il constitue). L'angoisse ou l'obsession d'un phobique n'est pas comparable à l'angoisse et l'obsession d'un schizophrène ! La méthode nosographique implique de reconnaître comme typique (d'une maladie) sa forme-idée, dans la pluralité des variantes de présentation humaine[18].

De Griesinger *via* Pichon-Rivière, Resnik retenait l'idée de « psychose unique » comme socle originaire de toutes les formes de pathologies psychotiques. Il me semble que ce noyau central, plus génétique que développemental, lui servait, psycho-dynamiquement, à élaborer avec le patient le traumatisme de base ; mais j'ai cru comprendre également de son enseignement que la notion de ce noyau commun servait aussi à y asseoir toute la démarche psycho-dynamique : le « regard-écoute » du psychiatre-thérapeute se situant là, à cet endroit incertain, mais précis de par sa détermination éthique, entre l'individuel et l'universel. Entre un sujet « créateur » de sa souffrance et un sujet s'en dépatouillant jusqu'à s'en rendre malade.

C'est pourquoi, pour Resnik, les folies circulaires (Baillarger) étaient la double face d'une même monnaie.

Jules Baillarger (1809-1890) ainsi que Griesinger et Kraepelin, avec la psychose maniaco-dépressive contribuent à donner une image psycho-dynamique de la bipolarité. « L'approche psychanalytique en particulier lors du traitement des

---

[16] Chaslin (Philippe), *Éléments de sémiologie et clinique mentales*, Paris, Asselin et Houzeau, 1912.

[17] Cassarotti (Humberto), *L'Information psychiatrique*, 94, 6, juin-juillet 2018, p. 527-529.

[18] *Ibid.*, p. 774.

patients psychotiques qui souffrent de mélancolie ou des moments dépressifs montrera à travers l'expérience vécue (*Erlebnis*) que ces divers tableaux décrits dans le temps par la psychiatrie en tant que modalité morbide se trouvent sur le même horizon, tantôt de manière évidente tantôt de manière latente. La relation transférentielle permet d'observer et d'explorer chaque fois la "position" émergente. Position du transfert psychotique ou non qui implique le psychanalyste dans la complexité d'un tableau clinique changeant et dans les vicissitudes de son expression[19]. »

Il en résulte un autre enseignement clinique. Ce qui se présente diachroniquement peut être synchronique dans l'esprit, plongeant dans une tridimensionnalité virtuelle l'espace psychique, comme un « Kaléidoscope » géant.

Resnik, sur ces questions-là, aimait converser avec les psychiatres phénoménologues. Eugène Minkowski (1887-1972) dans *La Schizophrénie* (1927) et *Le Temps vécu* (1933), ainsi que Ludwig Binswanger (1881-1966), dans *Sur la fuite des idées* (1933) font une remarquable étude du temps, de la temporalité et du langage. « Le temps se spatialise dans la schizophrénie » pour le premier et « le temps se temporise en un maintenant dans la manie », pour le second. Dans la manie, la disparition de l'attente, de la capacité à attendre mènent à la perte de la hiérarchie des représentations. Cette confusion ou « incohérence » apparente n'est pas la disjonction (dissociation) schizophrénique car il n'y a pas de rupture, mais du télescopage des idées prises dans une « poussée au discours » dans lequel l'excitation et l'humeur jouent un rôle majeur. L'objectif semble être une manipulation du monde à travers les mots dans l'immédiateté et sa maîtrise. Les mots comptent plus par leur « présentation » sonore par

---

[19] Resnik (Salomon), *La experiencia psicótica*, Madrid, Tecnipublicaciones SA, 1988, p. 150. Il existe une version française : *L'Expérience psychotique,* Lyon, Césura, 1987.

exemple que par leur signification symbolique. Binswanger – nous précise Resnik – y voit une dimension « ludique » : « Plutôt qu'instrument de pensée, ils deviennent instruments de jeu, "un jeu de la joie existentielle"[20]. »

Je crois qu'on pourrait partir de là, si l'on voulait, pour débattre à nouveau en termes de pulsionnalité infantile et de relation d'objet d'une part, et de problématique ontologique et/ou narcissique d'autre part, dans le cadre de la psychose. Débattre, converser ou, plutôt – le temps d'un instant –, laisser entendre la collusion de tous ces plans d'écoute dans cette remarquable phrase-synthèse que Resnik emprunte à Binswanger : « Un-jeu-de-la-joie-existentielle. »

Riche de cette connaissance psychiatrique, Resnik, élève de Herbert Rosenfeld (1910-1986) à Londres (l'auteur de *Psychotic States*), adhérait avec aisance et profit à la notion prônée par ce dernier de l'état confusionnel en tant que passage évolutif d'une immense signification transformatrice dans la psychose.

Ce qui émerge dans les débats en psychiatrie par rapport à la psychose, ce sont au fond des aspects non éliminationnistes d'une réalité complexe inscrite dans différentes logiques spatiales et temporelles, perceptibles et invisibles, unitaires ou fragmentaires. Émotionnelles toutes.

Un autre exemple, tiré également de Binswanger : l'idée de « gonflement et de dégonflement » dans la psychose. Resnik le citait : « Le patient vit dans les nuages [...] l'être fou est un ballon gonflé (*follis*)... un ballon empli d'air qui bouge sans contrôle ni but[21]. » Resnik ajoute : « On pourrait dire que, franchie certaine limite, franchi certain seuil, le délire de grandeur ou d'expansion délirante, avant d'atteindre le sentiment d'infinitude si convoité, court le risque d'éclater comme un ballon qu'on a trop gonflé. Le ballon peut tout aussi bien commencer

[20] Binswanger (Ludwig), *Sur la fuite des idées* (1933), Grenoble, Jérôme Millon, 2000, p. 321.

[21] Resnik (salomon), *La experiencia psicótica, op. cit.*, p. 122.

à se dégonfler et le patient vivra cette “chute” comme une dépression narcissique, une “chute depuis le plus haut des nues”. » Une dépression qui implique à la fois la perte de l’objet et du Moi qui s’y attachait.

Resnik note que la réalité pour Binswanger est illusoire. « Entre illusion et désillusion s’ouvre l’espace de l’ambiguïté perceptible et réflexive. Plus longue et vertigineuse résulte la chute, plus grande sera la nécessité de gonfler le ballon pour essayer de remonter à nouveau. Quand le principe de réalité s’impose avec force, le “faux accord” se délie et “l’existence” du patient s’effondre car manquant du fondement, du terrain, pour trouver appui, et “tombe” ainsi dans l’incertitude[22]. »

La dépression qu’on peut observer au décours de certains états schizophréniques, suivant les constatations faites par Wilhem Mayer-Gross (1889-1961), n’est pas seulement d’ordre thymique ni en réaction à la souffrance dissociative. Ces « dépressions » peuvent correspondre aussi à un effondrement narcissique lors du délitement de l’idéologie délirante. Pour se protéger, le malade, dans ce dernier cas, résiste à la guérison, au retour à la vie et au contact avec la réalité.

Difficile équilibre – ou plutôt, stabilité – à trouver et à aider l’autre souffrant à trouver. Entre illusion et *delusion* (délire). Entre *magna* (délire en grec) et petitesse. Entre réalité de soi et réalité du monde.

Faire converser les idées entre elles

Réalité de soi et réalité de l’objet. Resnik, saisi de cette douloureuse affaire, faisait ainsi converser les auteurs classiques entre eux !

À l’aphorisme d’Esquirol (l’hallucination est une perception sans objet), il apposait les descriptions de Jules Séglas (1856-

[22] *Ibid.*

1939), son cas clinique (1895) dans lequel ce dernier dit que le patient était tellement halluciné « sensoriellement » qu'il sentait avec prégnance l'odeur de « son objet » et, croyant que les personnes autour sentaient avec la même intensité, le patient adoptait des conduites d'évitement[23].

La perception ne se limite pas à une image, elle prend corps dans l'espace (cela « sent ») avant même de siéger dans l'esprit, d'où sa force de conviction. L'objet créé est un objet « réel ». Une perception avec un néo-objet, devrait-on dire ! Où « néo » n'est pas « copie », mais site (désormais vide) où des particules de l'objet avaient coutume d'être[24].

La réalité psychique est, pour Resnik, indissociable du surréalisme de l'espace mental et de ses multiples dimensions[25].

Réalité de l'objet et réalité de soi. De la *Spaltung* bleulérienne, Resnik prenait l'évidence de la désagrégation ; mais il lui préférait la discordance décrite par Chaslin qui lui permettait de penser davantage en termes de *dis*-personnalisation que de *dé*-personnalisation. D'accueillir les différentes parties du *Self* du patient moins comme un éclatement en morceaux d'une unité obtenue une bonne fois pour toutes que comme des parties « totales », hétérogènes et non contemporaines, correspondant à des moments différents du développement de la personne du malade. Cela nourrissait sa clinique « groupale », la multiplicité psychique de l'être toujours en devenir ainsi que son approche thérapeutique à travers laquelle il s'évertuait à faire « dialoguer à nouveau les différentes parties du soi, dynamiquement en conflit[26].

[23] *Ibid.*, p. 111.

[24] Bion (Wilfred), « Une théorie de l'activité de pensée », in *Réflexion faite*, Paris, PUF, 1983, p. 125-135.

[25] Cf. Resnik (Salomon), *Lo spazio mentale, sette lezioni alla Sorbona*, Torino, Bollati Boringhieri, 1990. Il existe une édition française : *Espace mental : sept leçons à l'université*, Toulouse, Érès, 1994.

[26] Reca (Martin), « Salomon Resnik, Pro memoriae », in *L'Information psychiatrique*, vol 93, 5, mai 2017, p. 433-444.

Conflit dans la psychose ? Sur ce point précis, la psychanalyse avec sa pénétrante compréhension des logiques délirantes et résistantielles, venait au secours de la psychiatric.

Converser avec le corps

Au « milieu » de tout cela : le corps. À la fois théâtre de ces *drama*, masque et spectateur impassible, imperturbablement autre. Pour le pire et le meilleur.

On a l'impression fugace de comprendre utilement la division freudienne et surtout kleinienne de Monde interne et Monde externe quand on pense le corps avec Resnik, quand on pense au corps. Et c'est de l'étude *princeps* de Jules Cotard (1840-1889), le *délire de négation*, qu'il s'inspire pour écrire sa thèse afin de devenir membre de l'Asociación Psicoanalítica Argentina. Cette thèse deviendra son livre le plus connu de presque tous les psychiatres de la génération des années 1970-1990 : *Personne et psychose, étude sur le langage du corps.*

Et pour cause ! Car sa position est ici très claire : « J'ai cru utile de rapprocher les aspects phénoménologiques de la description classique et l'expérience psychanalytique elle-même[27]. » La valeur de cet ouvrage majeur, paru en plusieurs langues, est unanimement admise.

Et c'est à travers le langage du corps et notamment du langage « tu », nié, du corps qu'il approfondit les connaissances sur la communication interpersonnelle en général et avec les malades, en particulier. Et c'est par le corps que l'on perçoit l'agir du dire transférentiel, la visibilité de l'inconscient. Le corps-affect ? Le corps des émotions ? Oui, bien sûr, mais non seulement ce corps « sémantique » ; surtout un corps-idiome, corps qui parle plutôt qu'il ne fait parler, corps syntaxique du

---

[27] Resnik (Salomon), *Personne et psychose. Étude sur le langage du corps*, Larmor-Plage, Editions du Hublot, 1999, p. 51.

langage, en cela que celui-ci est personnation en devenir d'emblée, structure d'expression d'avant celle de la parole. La main serrée d'une patiente signifiant « hallucinatoirement » sa bouche qui s'allaite avant que celle-ci ne soit image[28].

La cartographie topologique de ce corps correspondrait de près ou de loin au Moi corporel de Freud ; mais dans l'univers régressif du Moi endormi… qui rêve. Et, à l'instar du rêve, la symbolisation n'est pas forcément une « abstraction » mais, au contraire, une concrétude proche de l'originaire.

Resnik fait entendre aussi, dans ce corps-dire, toutes les forces résistantielles qui s'y opposent ! Le corps de la négation, de la catatonie, de la paralysie, de l'agitation, du délire destructeur qui voudrait faire taire le monde[29].

Pulsion de mort ? Peut-être. Mais entendue ici comme la résultante symptomatique d'un carrefour pulsionnel où l'on distingue une *pulsion* phobique face à la douleur et le plaisir de risquer l'aventure du vivre[30], une *pulsion* (délirante) d'énormité ![31], et une *pulsion* à exprimer, seulement ainsi, le manque, le *default* dépressif de base dont nous parlions à propos de Pichon-Rivière.

Être psychiatre et psychanalyste ?

À partir de la psychiatrie, Resnik, psychanalyste, conversait avec ses pairs psychanalystes en interrogeant la psychanalyse. Nous le voyons à travers la mise en question de ses principaux modèles (pulsionnalité ou relation d'objet), de ses concepts majeurs (la pulsion de mort, le transfert-contre-transfert, que

---

28 *Ibid.*, p. 119.

29 Resnik (Salomon), *La experiencia psicótica, op. cit.*, p. 39. Et Rosenfeld (Herbert), « Negatif Therapeutic Reaction », in *Scientific Bulletin* 133, 1968 et « A Clinical Approach to the Psycho-analytic Theory of the Life and Death Instincts », in *Scientific Bulletin* 285, 1972.

30 Reca (Martin), *Rencontre avec Salomon Resnik, La lettre schizophrénie, op. cit.*, p. 19.

31 Resnik (Salomon), *Personne et psychose, op. cit.*, p. 67.

Resnik appelle double transfert[32], le statut de la parole), ainsi que le cadre, sa technique, et le besoin en son sein de quelques extensions plutôt qu'aménagements (groupes, familles).

À partir de la psychanalyse, Resnik, psychiatre, conversait avec ses confrères en rappelant le contrat de base de la clinique médicale, à savoir sa dimension consubstantiellement anthropologique. Contrat éthique, certes, mais jamais de principe sinon par nature. Et qui dit « nature », nature humaine, dit angoisse. « À rien ne sert de savoir plein de choses, si cela ne nous aide pas à mieux tolérer l'anxiété psychotique[33]. »

La psychiatrie et la psychanalyse correspondent à deux logiques scientifiques en conflit d'intérêts ; l'une déductive, l'autre inférentielle, inductive. Deux logiques opposées, tout aussi vraies que puissantes, toutes les deux en conflit, comme dans la vie. Rien d'étonnant à ce que, dans cet interstice de démarcation, Resnik trouve son espace pour les faire dialoguer en faisant de l'une comme de l'autre des pensées-*ressources*, des pensées-*ponts*.

En conversation avec une journaliste de *La Repubblica* qui lui demandait laquelle de ses deux formations il utilisait dans son travail avec les patients, Resnik répondit : « *Né l'una né l'altra, tutte le due*[34]. » Et d'ajouter : « Je dirais que j'utilise surtout l'intuition, ce que je suis et – surtout – ce que je ne suis pas. Non seulement l'écoute, le cadre avec ce type de patients doit se créer, s'inventer, s'improviser, après des années d'expérience, d'analyse personnelle et de formation, en n'oubliant jamais qu'on converse non pas avec des patients mais "de personne à personne" dans une éthique de vie. »

---

[32] Delion (Pierre), *Rencontre avec Salomon Resnik, op. cit.*, p. 45-46 et 108.

[33] Resnik (Salomon), « Lettre aux (jeunes) psychiatres s'occupant des patients psychotiques », in *L'Information psychiatrique*, vol. 87, 1, 2011.

[34] Sica (Luciana), « Al gran hotel dei "matti" », *La Repubblica*, mai 1999.

Le rêve de Freud

(avec la collaboration d'Émilie Chesnais[1])

SERGE STOLÉRU

J'ai connu Salomon Resnik en 1977 et ne l'ai revu qu'en 2017, quarante ans plus tard. Il fait partie des grandes figures de la psychanalyse qui m'ont marqué, « un maître », comme on disait autrefois.

En 1977, il donnait à Lyon une supervision de thérapies de patients psychotiques ; nous étions une demi-douzaine à avoir la chance d'y participer. Il avait alors la cinquantaine, et avait le « look » d'un artiste, d'un poète ou d'un peintre. J'avais parfois le sentiment qu'il arrivait tout droit de l'École des beaux-arts, toute proche du séminaire.

Quand je l'ai revu, quarante ans après, c'était à nouveau à l'occasion d'une supervision de thérapie de patients psychotiques, à laquelle Aviva Cohen m'avait convié avec son accord. C'était quelques semaines avant sa disparition. Je voulais lui parler seul à seul pendant quelques minutes, pour lui dire combien son enseignement m'avait accompagné toutes ces années, et aussi pour lui remettre un exemplaire de mon ouvrage, *Un cerveau nommé désir*, paru quelques mois auparavant[2]. Je lui

---

[1] Émilie Chesnais est comédienne.

[2] Stoléru (Serge), *Un cerveau nommé désir*, Paris, Odile Jacob, 2016.

expliquai en quelques phrases que j'y relatais mes recherches en neuro-imagerie fonctionnelle sur les corrélats cérébraux du désir sexuel. C'est alors qu'il fit ce commentaire : « Le rêve de Freud… », commentaire qui a donné son titre à mon intervention. Ce qui m'avait impressionné dans ce commentaire, c'était cette incroyable ouverture d'esprit, que l'âge n'avait pas altérée, venant d'un homme auquel on aurait pu pardonner qu'il se fût enfoncé dans une attitude plus fermée, voire sectaire, après des décennies et des décennies de pratique analytique. J'avais noté la même réaction, vingt ans plus tôt, chez Serge Lebovici, auquel j'avais parlé de ces mêmes recherches et qui avait réagi avec la même ouverture d'esprit.

Un des enseignements de Resnik que j'ai gardé comme un trésor est son conseil de respecter au plus près les mots exacts prononcés par les patients. Il ne s'agissait pas, quand on reprenait devant un patient un fragment de son discours, d'y substituer ses propres mots. Il avait conseillé de reprendre les mots spécifiques utilisés par le patient. J'ai pu faire l'expérience, ultérieurement, que, dès lors, les patients ne contestaient jamais cette reprise de leur discours.

Cette attention particulière aux mots précis des patients se rattache à son utilisation réitérée, dans ses paroles comme dans ses écrits, de l'étymologie grecque ou latine pour retrouver l'essence des significations.

Dans mon propre travail de recherche, j'ai intégré cet aspect de son enseignement. J'ai développé un format d'entretien de recherche que j'ai intitulé *Entretien semi-structuré multiregistres* (ESM). Au cours de cet entretien, le psychiatre ou le psychologue doit noter fidèlement et spécifiquement une partie des propos du patient, qu'il lui restituera *verbatim* en fin d'entretien[3].

---

[3] Stoléru (Serge), « À la recherche des représentations perdues », in *Le Carnet Psy* 2012, n° 8, p. 38-45.

Un autre aspect saisissant était sa prise directe avec l'expérience vécue, avec la phénoménologie, des patients psychotiques, notamment à travers sa compréhension de leur langage corporel. Si je me souviens bien, un patient, à la suite d'une interprétation, avait parlé de se gratter ou s'était réellement gratté, et Resnik avait interprété cela comme une façon de dire que l'interprétation ne convenait pas au patient, qu'elle était inadéquate. Le patient voulait ainsi la chasser et la décoller de sa peau.

Resnik écrit dans *Personne et Psychose*[4] : « À travers mon travail "sur le terrain" analytique, j'essaye d'étudier le phénomène de la communication aux niveaux conscient et inconscient, verbal et non verbal. J'insiste en particulier sur la place de la communication non verbale comme le "fil d'Ariane" de la psychose[5]. »

Dans ses écrits, Resnik a abordé de multiples sujets. Je voudrais, avec l'aide d'Émilie Chesnais, lui redonner la parole à propos de six d'entre eux. Elle repartira pour cela de textes de *Personne et Psychose*, « La relation de compréhension dans la psychose[6] », « Dépression narcissique dans la psychose[7] », « Le traumatisme de la guérison[8] », et « Lettre aux (jeunes) psychiatres s'occupant des patients psychotiques[9] ».

---

[4] Resnik (Salomon), *Personne et Psychose. Études sur le langage du corps*, Paris, Payot, 1973.

[5] *Ibid.*, p. 112.

[6] Resnik (Salomon), « La relation de compréhension dans la psychose : Implications institutionnelles. La résistance intrapsychique dans la psychose », in *Revue de psychothérapie psychanalytique de groupe* 2001, n° 36, p. 19-29.

[7] Resnik (Salomon), « La dépression narcissique dans la psychose : Expérience groupale », in *Revue de psychothérapie psychanalytique de groupe* 2002, n° 38, p. 91-98.

[8] Resnik (Salomon), « Le traumatisme de la guérison », in *Revue de psychothérapie psychanalytique de groupe* 2004, n° 42, p. 79-89.

[9] Resnik (Salomon), « Lettre aux (jeunes) psychiatres s'occupant des patients psychotiques », in *L'Information psychiatrique* 2011, n° 87, p. 7-12.

Avant la communication orale de ce texte, j'ai estimé que lire à haute voix, devant un auditoire de collègues, des textes aussi complexes n'était pas chose aisée. Connaissant depuis longtemps Émilie Chesnais, j'ai eu l'idée, puis la conviction, que cette jeune femme, dont le métier de comédienne est de prêter sa voix devant un public aux écrits de grands auteurs, lirait incomparablement mieux que moi ces extraits de texte et saurait maintenir l'attention de l'auditoire, malgré leur longueur et leur complexité. J'ai tenu ici à garder la forme initiale de ce texte car elle fait écho à l'importance essentielle de la transmission intergénérationnelle de la pensée de Resnik, souligne le caractère central de l'enseignement oral qu'il a dispensé, et montre combien sa pensée reste vivante.

Les patients psychotiques sont analysables

Émilie Chesnais, Salomon Resnik n'a-t-il pas fait œuvre originale en analysant des psychotiques ?

« Dans la nosographie classique de Freud et d'Abraham, la névrose est une régression au stade génital, et la psychose, aux stades prégénitaux [...]. L'idée de Freud est que les névroses de transfert (hystérie et névrose obsessionnelle) devraient être différenciées des névroses narcissiques (psychose et hypocondrie grave), car elles ne permettraient pas de développer un transfert :les patients ne seraient donc pas analysables.

« Mais les expériences de Viktor Tausk, Karl Federn, Frieda Fromm-Reichmann et Harry Stack Sullivan ont mis en exergue l'éventualité d'un possible transfert thérapeutique avec ces patients[10]. »

---

[10] Resnik (Salomon), « La relation de compréhension dans la psychose : Implications institutionnelles. La résistance intrapsychique dans la psychose », *art. cit.*, p. 21.

Émilie Chesnais, dis-nous plus précisément de quels concepts Salomon Resnik se servait pour comprendre ses patients psychotiques en séance. Comment concevait-il le transfert des psychotiques et le contre-transfert correspondant ?

« L'analyste se trouve dans une situation d'incorporation :il écoute, entend et comprend ce que dit le patient. Mais le destin de ce qu'il incorpore va dépendre de sa capacité de "métaboliser" et d'élaborer ce qu'il a "appris". Une des défenses du patient consiste parfois à "suralimenter" l'analyste en fournissant une quantité excessive d'"associations" impossibles à "digérer". C'est dans la situation du contre-transfert que l'analyste doit aborder ce type de problèmes. Un autre mécanisme de défense propre aux psychotiques est d'empêcher l'analyste d'associer, en lui fournissant simultanément des matériaux divergents, sans aucune connexion. Cette "dissociation libre" a pour but d'aliéner l'association libre de l'analyste et de l'empêcher de mettre en ordre ses pensées.

« Parfois, le malade "évacue aussi la partie saine ou non psychotique, pour la préserver de la destruction qu'elle subirait dans son corps". Dans le transfert, cela se manifeste sous la forme d'une projection des parties "bonnes" ou saines que le malade a besoin de placer dans l'analyste, s'il a confiance en lui. Celui-ci devient le dépositaire de sa santé ou la "banque" qui garde ses objets de valeur[11]. »

Mais qu'arrive-t-il par la suite à ces parties bonnes placées dans l'analyste ?

« La réintrojection de tout ce que le patient a extériorisé est à la fois souhaitée et crainte. Le rapprochement entre la partie

---

[11] Resnik (Salomon), *Personne et Psychose. Études sur le langage du corps, op. cit.*, p. 19.

psychotique et la partie non psychotique du *self*, [...], peut toujours être indigeste ou difficile à "métaboliser". Le sentiment de danger d'une nouvelle contamination de la partie préservée agit comme une résistance contre la réunification. C'est à l'analyste sémiologue que revient la tâche de rechercher la signification de ces différentes parties du *self* dissocié qui n'arrivent pas à se réunir[12]. »

Émilie Chesnais, Salomon Resnik a approfondi l'analyse de cet impact du patient sur la personne de l'analyste, n'est-ce pas ?

Oui, la vignette clinique suivante l'illustre parfaitement : « Une patiente autistique, psychotique plus précisément, avait une manière de parler qui agissait sur moi de façon particulière. Le ton de sa voix était monotone et homogène. Son but n'était pas de communiquer, mais, comme elle le disait, d'ennuyer (*to bore*), d'être ennuyeuse (*boring*), si bien que je ne pouvais me concentrer sur ce qu'elle disait. Je sentais dans mon corps cette "voix" persistante et insidieuse me pénétrer comme si les mots étaient des "gouttes d'eau" qui tombaient de façon rythmique et inexorable en perçant des "trous" dans mon corps. Ce sentiment de contre-transfert était confirmé par la malade même qui disait : "Mes mots creusent un trou, un tunnel. Et de ce tunnel, un enfant va sortir." J'interprétai que son discours était ennuyeux, mais qu'en même temps le petit bébé en elle essayait de creuser son chemin à l'intérieur de moi, la mère, "*in a borning way*" ; et après avoir pénétré en induisant en moi la disponibilité à me laisser pénétrer, le petit bébé pouvait à nouveau sortir du "tunnel" vers l'extérieur, mais gardait la possibilité de creuser son chemin vers l'intérieur quand il le voudrait. Elle ne pouvait pas communiquer à ce moment-là d'une manière ordinaire avec moi, car elle avait besoin de créer, comme elle disait, des

---

[12] *Ibid.*

passages souterrains pour pénétrer dans mon corps, surtout dans mon sommeil ; elle voulait, disait-elle, m'endormir à force de monotonie pour s'installer en moi, observer et contrôler ma pensée[13]. »

La phénoménologie, l'analyse des personnes

Émilie Chesnais, comment Salomon Resnik concevait-il son travail auprès des patients : s'agissait-il d'expliquer les mécanismes de leur psychopathologie ?

« Quand j'ai quitté Buenos Aires en 1957 pour aller à Paris puis à Londres, ma dernière analyste, Mme Alvarez de Toledo m'a dit : "C'est bien de compléter ta formation en France et en Angleterre, mais attention, il ne faut pas oublier que la relation avec les patients n'est pas seulement une question d'objets internes ou externes ou de mécanismes du moi, mais c'est une confrontation de personne à personne[14]". »

« Il est intéressant de noter que *persona* (lat.) [...] signifie proprement masque de théâtre puis personnage. [...] Comme dans la tragédie grecque, l'individu joue plusieurs personnages, porte plusieurs masques tout en n'étant qu'une personne. [...] Dans la crise psychotique, les différents masques, les différents personnages de la personne perdent contact entre eux, sont coupés les uns des autres ; l'être perd alors son unité, son sens spécifique et global et se perd dans le monde de la pluralité[15]. »

Quelle conséquence cela a-t-il sur le travail thérapeutique ?

---

[13] *Ibid.*, p. 167-168.

[14] Resnik (Salomon), « Lettre aux (jeunes) psychiatres s'occupant des patients psychotiques », *art. cit.*, p. 7.

[15] Resnik (Salomon), « Personne et Psychose. Études sur le langage du corps », *op. cit.*, p. 23-24.

« L'homme ne peut pas se voir en dehors de l'autre. Même lorsqu'il est seul, il est isolé par rapport à quelqu'un. Dans l'analyse, le "médiateur", le "miroir" est personnifié par l'analyste. Le patient se voit dans lui et à travers lui. Se faisant voir, il apprend à se voir ("Moi observateur"), à se rendre visible à lui-même, à envisager sa totalité, les limites de son corps[16]. »

« Comprendre (*Verstehen*), tel que l'emploie Karl Jaspers[17], doit se différencier d'expliquer (*Erklären*). [...] Il s'agit donc non pas d'expliquer psychanalytiquement, biologiquement ou socialement, le fonctionnement mental du psychotique, mais de saisir ensemble le sens et le vécu (ou le non-vécu) émotionnel inconscient du contexte thérapeutique[18]. »

Émilie Chesnais, que se passe-t-il quand le travail psychothérapique porte ses fruits ?

Le dégel

« Dans mon travail avec des patients psychotiques, j'assiste à un moment de crise lié à un changement radical, ou catastrophique selon Bion. Il s'agit d'un gonflement des idées délirantes qui s'accompagne d'une dépression profonde pouvant conduire au suicide, ou à une transformation thérapeutique. La dépression narcissique, comme je l'appelle, est donc le stade de prise de conscience du délire, lequel est remis en cause avant même la réconciliation avec le monde. [...] C'est une manière de dire que l'illusion délirante perd ses certitudes dans la confrontation avec le principe de réalité formelle.

---

[16] *Ibid.*, p. 25-26.

[17] Jaspers (Karl), *Allgemeine Psychopathologie*, Berlin, Julius Springer, 1923.

[18] Resnik (Salomon), « La relation de compréhension dans la psychose : Implications institutionnelles. La résistance intrapsychique dans la psychose », *art. cit.*, p. 36.

« La juxtaposition des deux réalités, celle du délire et celle de la norme, introduit un sentiment d'inquiétante étrangeté (*Das Unheimlich*), décrit par Freud[19]. La réalité du monde "tombe" sur la réalité du délire. Une telle crise requiert une assistance institutionnelle et familiale importante. Il faut donc différencier la crise initiale de la psychose de l'inévitable crise finale, c'est-à-dire la dès-illusion du délire, et la nécessité d'un nouvel accord avec la vie et le monde environnant. Dans le stade chronique, notamment lorsque le blocage affectif, la pétrification ou l'état d'hibernation fond, se dégèle ; la prise en charge du patient revêt alors une énorme importance. Une ancienne blessure, une situation traumatique ancienne se réveille dans le transfert ; cela signifie qu'il se produit une remise en cause de la "compréhension psychotique" ou de la logique du délire, afin d'introduire une écoute, une tentative de compréhension ouverte, où toutes les interrogations se dévoilent entre patients et thérapeutes. Il s'agit peut-être de tolérer le maximum de malentendus inconscients et conscients qui ont pris place dans la genèse du délire, et dans la relation de transfert avec les patients. C'est ce que j'ai développé dans mon dernier livre, *Temps des glaciations*[20]. Les psychotiques chroniques bloquent leur "sentir" à travers la pétrification où l'état d'hibernation. Dans le processus thérapeutique, on assiste au dégel, à la dissolution de l'anesthésie psychique et corporelle, afin de se réveiller à la vie. Mais ce réveil se fait en état de crise, laquelle requiert le maximum d'assistance. De nouveau en contact avec ses émotions, auparavant endormies ou refoulées, en état d'« être » après le long "dès-être", le patient doit assumer sa capacité – ou son incapacité – à tolérer la douleur comme le plaisir de vivre. Le psychotique, dans son

---

[19] Freud (Sigmund), « L'inquiétante étrangeté » (1919), in *Essais de psychanalyse appliquée*, Paris, Gallimard, 1976.

[20] Resnik (Salomon), *Temps des glaciations. Voyage dans le monde de la folie,* Toulouse, Érès, 1999.

blocage affectif, nie de la même façon la douleur et le plaisir de vivre. La a-motion et l'apathie dominent l'émotion, et paralysent le pathos[21]. »

Que se passe-t-il quand le psychotique renonce à son délire ?

La dépression narcissique

« Le patient psychotique prenant conscience de ses propres discordances et contradictions se sent souvent blessé, lorsqu'il apprend que le monde qu'il a construit grâce à ses pouvoirs magiques délirants s'effondre. Cela provoque un sentiment douloureux, voire de la haine, envers lui-même, dû au dégonflement narcissique du délire, et qui peut l'amener à se suicider[22]. »

« Ce sentiment de désillusion de son propre moi idéal et du dégonflement du délire, je l'appelle "dépression narcissique".

« La dépression narcissique apparaît quand le psychotique "va mieux". C'est là où le narcissisme pathologique du moi idéal et de l'idéal du moi (le Grand Autre) est en train de s'effondrer. Le principe de réalité est alors écrasant face à la "réalité" du délire. C'est alors que le patient court le plus de danger, lorsqu'il peut penser et sentir sa maladie et être déçu de l'idéologie du délire. Il peut réagir avec haine et désir de mort. Comme si dans la prise de conscience de son moi dissocié, la partie saine et consciente voulait se venger de son moi idéal délirant qui lui avait promis tant de choses.

« Le processus thérapeutique va démontrer ou dégonfler la construction délirante. Le patient va vivre le deuil de la maladie

---

[21] Resnik (Salomon), « La relation de compréhension dans la psychose : Implications institutionnelles. La résistance intrapsychique dans la psychose », *art. cit.*, p. 23.

[22] *Ibid.*, p. 36.

comme une “expérience catastrophique”. Il s’agit bien sûr du “changement catastrophique” décrit par Bion comme condition nécessaire pour parvenir au chemin de la guérison[23]. »

Émilie Chesnais, comment Salomon Resnik s’adressait-il aux patients ?

Les interventions de Salomon Resnik

Voici deux très brèves vignettes :

Première vignette :« J’ajouterai encore qu’Édouard, un des personnages du groupe, dit fréquemment : “Je suis un robot en panne.” Comme il était triste je lui répondis :“Peut-être en peine aussi ?” À un autre moment, il dit : “Le robot n’a plus de batterie.” J’ai demandé leur avis aux membres du groupe et nous avons compris que ce qui était en panne, c’est la maladie : leur idéologie délirante[24]. »

Deuxième vignette :« Un jour, j’ai rencontré un patient, en Italie, Léonard, qui était en train d’étrangler sa mère qui l’accompagnait à la séance. Dans son état compulsif, je lui ai dit : “Leonard, tu es *dédoublé*, il y a un fou en toi qui essaie d’étrangler ta mère.” À ce moment-là, il s’est arrêté, et sa mère et moi avons pu lui donner quelques gouttes de Serenase (halopéridol)[25] . »

Les institutions psychiatriques

Émilie Chesnais, quelle était la position de Salomon Resnik vis-à-vis des institutions psychiatriques ?

---

[23] Resnik (Salomon), « La dépression narcissique dans la psychose : Expérience groupale », *art. cit.*, p. 38.

[24] Resnik (Salomon), « Le traumatisme de la guérison », *art. cit.*, p. 89.

[25] Resnik (Salomon), « Lettre aux (jeunes) psychiatres s’occupant des patients psychotiques », *art. cit.*, p. 9.

« Je continue toujours de penser que l'hospitalisation dans de bonnes conditions est nécessaire et que l'hôpital psychiatrique est le lieu où le patient peut faire et vivre "sa crise". Une telle situation demande une présence et une lecture d'un inconscient vivant. Cela pose un problème de formation et de personnalité adéquate. Ainsi, il faudrait idéalement compter sur un personnel formé et habitué à tolérer l'anxiété de la crise. Cela exige d'avoir une certaine connaissance vécue dans le transfert psychotique et non psychotique avec ces patients. Des patients chroniques, "congelés", comme les acteurs de mon livre *Temps des glaciations* ont besoin d'un espace thérapeutique qui s'ouvre à leurs projections… au dégel et même à l'incendie émotionnel[26]. »

Il poursuit un peu plus loin :« C'est vrai que les services en France ou en Italie manquent de personnel, et même de "vrais" psychiatres. Mais le patient qui n'est pas écouté dans son droit de transfert avec son interlocuteur thérapeute tombe en crise à nouveau. Souvent, la personne soignante tombe aussi en crise de transfert et de contre-transfert. Souvent, le patient non écouté, non compris devient isolé et abandonné. L'un et l'autre, patient et personnel médical, se retrouvent avec un investissement excessif sur les médications pharmacologiques […] sans un investissement sur les médications "psychologiques". Cela aboutit à une sorte de déshumanisation de la psychiatrie.

« Personnellement, je m'attache beaucoup à mes patients et, dans ces conditions, je trouve très difficile et pénible ma position. Excepté si j'ai la chance de trouver un service amical et proche, ce qui est de plus en plus rare[27]. »

---

[26] *Ibid.*, p. 9.

[27] *Ibid.*

L’empreinte de l’enfance

AVIVA COHEN

« Il est interdit d’être vieux. »
Rabbi Nahman de Bratslav (1772-1810)

Avec ce texte, je me propose d’arpenter des traces d’enfance et d’aller à la rencontre d’enfants, d’hier et d’aujourd’hui. Mon propos prendra inévitablement une coloration personnelle, dans la mesure où je sais que la tournure qu’a prise ma vie est très liée au chemin que j’ai parcouru au contact de Salomon Resnik.

Je vais d’abord rapporter ce qu’il raconte lui-même à propos de son propre vécu d’enfant, passer par ce que j’ai appris avec lui de sa clinique avec les enfants, puis rappeler ce que soutient la littérature, psychanalytique ou autre, de la thématique de l’enfant dans l’adulte ; enfin, j’évoquerai ce que le travail analytique avec lui m’a permis de retrouver d’aspects de ma propre enfance.

Genèses

« Enfant, je faisais beaucoup de cauchemars. Et puis, à l’âge de 4 ans, une grosse fièvre me précipita dans un délire, celui d’un monde renversé, sens dessus dessous, dans lequel, les tableaux, s'animant, devenaient tridimensionnels et se mettaient à marcher… Qui sait ? Peut-être cette expérience n'est-elle pas étrangère à mon intérêt pour la psychose ? » Ce sont les premières lignes d'un article publié le 11 janvier 2002 dans le journal *L'Unità*, sous le titre « Salomon Resnik, le metafore luminose di un maestro errante » (Salomon Resnik, Les métaphores lumineuses d'un maître errant) et signé par Manuela Trinci, psychanalyste et collaboratrice de ce quotidien italien auquel il avait accordé un entretien, après la célébration de son 80e anniversaire. La ville de Venise avait alors organisé en son honneur une belle journée internationale d'hommage à la fondation Cini, sur l'île de San Giorgio.

Cette évocation d'un souvenir de la prime enfance, souvenir de cauchemar, faut-il le préciser, envisagé ici comme un moment originaire et fondateur de la vie et des « passions »de Resnik pour l'enfance, pour la vie onirique, pour le délire, et également pour le surréalisme, m'a paru plus qu'emblématique ! L'enfant Salomon avait, déjà, expérimenté, éprouvé lui-même l'univers qui allait passionner plus tard la vie du psychiatre et psychanalyste Resnik. Ce monde renversé, sens dessus dessous, indifférencié, m'a évoqué le chaos primordial du récit de la Genèse, un monde désigné dans le texte par l'expression *tohu-bohu*, expression intraduisible, difficile à appréhender. André Chouraqui[1] rapporte, dans le commentaire qui accompagne sa traduction du chapitre qui raconte les étapes de la création du monde, qu'étymologiquement, *tohu* indiquerait l'étonnement, la stupéfaction, alors que bohu renverrait au vide et à la solitude. Saisi d'horreur et de stupéfaction devant le vide, à l'image, dans le récit biblique, du créateur qui donne son architecture à l'espace en séparant les ciels de la terre avant de créer la lumière, l'homme s'ingénie continuellement à tenter d'émerger de l'informe, à essayer d'organiser et d'ordonner le désordre,

[1] Chouraqui (André), *L' Univers de la Bible*, Genèse, Entête, Paris, Lidis, 1982.

à nommer l'inconnu, les couleurs, les sons. Il cherche à donner relief et épaisseur à la trame qui s'offre à lui, dans laquelle il se projette, et qu'il se réinvente. Ce monde chaotique préfigurait-il le monde de la psychose que Resnik ne craignait pas de traverser avec ses patients, et ce, jusqu'au point de pouvoir partager avec eux une langue, un « parler fou », que certains n'ont pas hésité à appeler le « psychotique » ?

J'ai retrouvé cette référence à l'empreinte de l'enfance dans un de ses derniers ouvrages, publié en Italie en 2015, et qui porte le beau titre de *Vedo cambiare il tempo* (Je vois les temps changer)[2], titre suggéré par son épouse Anna Resnik qui pourrait faire écho à une chanson de Bob Dylan. Ce livre est d'une lecture jubilatoire.

Dans une première partie très autobiographique, Resnik rapporte, sous l'angle du sensoriel, des fragments significatifs de sa petite enfance. Il évoque les mots, les scènes et les personnages qui l'ont littéralement « impressionné », comme on dit dans le langage photographique, les voix, les musiques, les langues et les atmosphères dans lesquelles il a baigné. Il cite, par exemple, une expression : « *moto perpetuo* » (mouvement perpétuel). Il cite aussi une image : celle du tramway de Buenos Aires, et une toile de fond : l'étoffe noire constellée de paillettes brillantes, les étoiles… de la robe du soir que portait sa mère. Ce qu'il raconte, c'est comment, à partir de l'expression « mouvement perpétuel », associée peut-être à la magie du tramway piloté par la figure omnipotente de son conducteur, il nourrit le fantasme d'avancer comme un train roulant irrésistiblement, en parfaite autonomie, dans une course infinie, pris dans l'attraction de ce « mouvement perpétuel ». Pour lui, ce fantasme revêt le caractère d'un « fantasme autistique aventureux : n'avoir besoin de personne et connaître le monde sans

---

[2] Resnik (Salomon), *Vedo cambiare il tempo, Metafisica del Machinismo e le passioni dell'anima*, Milano, Mimesis, 2015.

sortir de son wagon, de sa boîte fermée ». Et il n'exclut pas l'idée que sa vocation de psychiatre-psychanalyste se soit fondée là, dans cette admiration qu'il éprouvait à l'égard du tout-puissant conducteur du tramway, maître du voyage, anticipation, peut-être, de futurs « voyages analytiques ». Ce personnage le fascinait et inspirait son fertile imaginaire. Et c'est là aussi, dit-il, que prend sa source, plus spécifiquement, son intérêt précoce pour l'autisme infantile et la psychose.

Très tôt, dès ses débuts auprès d'Enrique Pichon-Rivière et d'Arminda Aberastury à Buenos Aires, Salomon Resnik s'est intéressé à la clinique des enfants, et, parmi eux, à celle des plus souffrants. Il n'a, depuis, jamais cessé de s'en occuper.

Il recevait encore des enfants en consultation jusqu'à la fin de sa vie professionnelle. Il raconte à Pierre Delion dans un long échange qu'il a eu avec lui[3] : « Je continue à voir des enfants, je fais le Winnicott obligé… parce que, comme tu le sais, j'ai ce type d'intuition. » Avec Winnicott, on peut dire qu'il partage aussi le sens du jeu, du *playing*, terme entendu comme le ludique pris dans toutes ses dimensions. Pour Resnik, un psychanalyste « joue » avec son patient, qu'il soit enfant ou adulte, car c'est aussi le moi-enfant en lui qui travaille avec l'enfant tapi dans le patient.

Deux illustrations cliniques

Je voudrais proposer ici deux vignettes cliniques de ce que j'ai pu voir à l'œuvre dans son travail avec les enfants.

Jules

Le premier exemple, celui d'un garçon de 7 ans, que j'appellerai Jules, que Resnik m'adressa après l'avoir vu plusieurs

---

[3] Delion (Pierre), *Culture, fantasme et folie, rencontre avec Salomon Resnik*, Toulouse, Érès, 2005, p. 54.

fois en consultation, un petit patient, très difficile, pour lequel je lui demandai une supervision. C'était un enfant très agité à la maison comme à l'école, physiquement et verbalement ; il se faisait rejeter par les autres enfants et ses enseignants avaient également le plus grand mal à le tolérer.

Lors de la première rencontre, Resnik observe et écrit : « L'enfant est replié en position fœtale, immobile ; il est prostré, recroquevillé et triste. Il semble avoir peur de son énergie incontrôlable, de sa violence... À un certain moment, il sort de sa prostration pour entrer dans un état d'agitation psychomotrice. Il dit : "Je ne suis pas malade ! je ne veux pas vous parler[4] !" Resnik répond : "Mais ton corps me parle ! Il me transmet une énorme peur de ta part, peur de tes propres sentiments, de tes forces intérieures[5]". » Resnik a, dans une formulation originale, proposé l'idée d'une « visibilité de l'Inconscient », que l'on trouve développée dans le deuxième chapitre de l'ouvrage intitulé *Biographie de l'Inconscient* avec une belle préface de René Kaës[6].

Dans la situation précise de cette première consultation diagnostique (il y en eut trois, il me semble), Resnik a vu l'enfant et il a entendu la communication muette de son attitude corporelle, et c'est à ces signes visibles de son activité psychique qu'il s'adresse directement, en termes clairs, à cette armure que porte Jules pour se protéger de ses mouvements destructeurs internes et de sa terreur d'un monde externe qu'il perçoit comme lui étant hostile. Par sa réceptivité profonde, la compréhension intime de sa souffrance, et son intervention interprétative immédiate, Resnik parviendra à percer, sans effraction, le système défensif de Jules et à permettre qu'il parvienne à s'exprimer, dès cette première consultation, par des dessins, des manipulations d'objets et même de la parole. Il

[4] Resnik (Salomon), « Connexions, associations, transformations », in *Journal de la psychanalyse de l'enfant,* n° 34, p. 113-131, Paris, Bayard, 2004.
[5] *Ibid.*, p. 119.
[6] Resnik (Salomon), *Biographie de l'Inconscient*, Paris, Dunod, 2006.

commente : « Jules a deux manières de se comporter : en se renfermant en lui-même pour contenir ses pulsions ou “en tombant” dans l'*Einfall*[7], mais sans pouvoir contenir son angoisse agoraphobique. S'ouvrir déclenche une sorte d'hémorragie de violence, souvent impossible à contenir par son monde environnant. » Que s'était-il déclenché, entre ces consultations et ma première rencontre avec Jules, pour que l'enfant me dise d'emblée, à peine ouverte la porte de mon cabinet, quasiment sur le seuil : « J'ai une arme ! »

Tenter de parvenir à ce que Jules, paralysé et enfermé en lui-même, abandonne sa condition dure et froide, renonce à se cacher derrière le masque de petit robot à la voix mécanique et à la gestuelle stéréotypée qu'il arborait fut une expérience extrêmement éprouvante. La présence d'arrière-plan de Resnik constitua pour moi une source exceptionnelle d'enseignements et me fut infiniment précieuse.

Moïse

Le second exemple, je le puiserai dans le matériel du séminaire de groupe[8] mensuel qui se tenait au 22, rue Mahler et que Resnik assura jusqu'au mois de janvier 2017, quelques semaines avant sa disparition. Il s'agissait de penser ensemble une situation clinique autour de séances rapportées par le menu et reconstruites dans le groupe. Là encore, il nous faisait partager le génie de son intuition et son exceptionnel talent de sémiologue. Il s'agissait ce jour-là d'un petit autiste atypique, âgé de 5 ou 6 ans, au langage inintelligible. La description de ce qui se passe autour de sa bouche est impressionnante : il a des tics, il remue les lèvres, il tire la langue, il ne peut pas articuler, on ne comprend pas ses émissions vocales.

---

[7] *Einfall* : une idée fortuite, incontrôlée, production spontanée de l'inconscient.

[8] Constitution du groupe : Méri Badi, Julien Bufnoir, Michel Chaoul, Louis Edy, Mabel Guibert, Élisabeth Lévy-Weill et moi-même.

D'association en association, Élisabeth, sa psychothérapeute, nous apprend que dans la famille de cet enfant, on pratique couramment et quotidiennement trois langues. Alors, Resnik nous suggère et émet l'hypothèse, osée mais évidente (qui d'autre que lui aurait-il pu y penser et la formuler ainsi ?) que « peut-être joue-t-il avec sa bouche car il ne sait pas quelle langue va en sortir ? » Encore une illustration de l'art du « déchiffrage » du langage corporel ! C'est pour moi un exemple typique du style d'intervention originale de Resnik.

L'enfant dans l'adulte

Nous l'avons entendu dans la bouche du très médiatique et brillant biologiste Jean-Claude Ameisen sur les ondes de France Inter, ou lu sous la plume de Ghyslaine Le Moulec dans un article intitulé « Philosophe chinois » et paru en ligne dans *La Dépêche* du Collège des arts thérapeutiques chinois (CATC), numéro daté du 7 novembre 2017 : « Les noms des grands penseurs chinois de la Chine ancienne sont composés avec l'idéogramme *Tseu*, qui est traduit par le mot "maître" mais qui signifie "enfant", parce qu'un maître demeure toujours un enfant devant la connaissance, parce que durant toute sa vie, il ne cesse d'apprendre. » Je pense que l'idéogramme *Tseu* pourrait être accolé à nombre de psychanalystes, que la curiosité et le doute animent, chercheurs exigeants, questionneurs inlassables et passionnés, de l'étoffe de Wilfred R. Bion ou de Salomon Resnik qui ne se sont jamais arrêtés à des certitudes faciles, ou à des affirmations définitives, tant ils sont restés étrangers à toute pensée dogmatique.

En 1994, *La Revue française de psychanalyse* a consacré, dans son n° 58, un important volume à ce thème : l'enfant dans l'adulte. On y trouve de très beaux textes qui corroborent mes propres intuitions ou ressentis et qui y font écho. Dans un de ceux-ci, Florence Guignard écrit : « [...] l'enfant constitue en chacun de nous, et la vie durant, la préforme permanente de toutes nos activités mentales, aux limites de l'inconscient et du préconscient, préforme sous-jacente aux organisations plus mâtures…[9] »

Le pédiatre Aldo Naouri a publié, en 2017, un petit livre intitulé *Entendre l'enfant*[10], dans lequel il dialogue avec son moi infantile et développe l'idée que l'enfant que l'on porte en soi est source et ressource permanente de créativité, de recours ; cet enfant, présent comme en basse continue, accompagne l'humain tout au long de son développement, de son cheminement. L'écrivain Aharon Appelfeld (1932-2018), décédé aujourd'hui, n'a cessé, de roman en roman, de revisiter et de recréer l'histoire de son enfance blessée. « Toute ma vie, j'ai essayé de conserver l'enfant qui est en moi…[11] » Faisant le récit de sa vie de petit garçon de neuf ans, échappé d'un camp nazi, errant seul dans la forêt ukrainienne et recueilli par une bande de brigands, il raconte : « C'est chez eux, auprès d'eux, que j'ai réussi à protéger l'enfant qui est en moi, l'enfant qui avait gardé un immense espoir… Sans le savoir, les voyous avec lesquels j'étais m'ont inculqué les prémisses de ce que peuvent être des règles d'écriture : ne parle pas quand le besoin ne s'en fait pas ressentir, ne dis les choses que de façon brève et concise, tais-toi lorsqu'il n'y a pas lieu de parler… J'ai accueilli en moi cette graine qui a poussé ensuite et qui m'a servi au moment où moi-même j'ai commencé à écrire[12]. » L'enfance de Resnik fut certes moins traumatique et plus lumineuse sous le ciel et dans l'ambiance de la capitale de la psychanalyse et du tango, mais elle n'a, non plus, jamais cessé de l'habiter : l'enfance avec, en amont, sa préhistoire (de l'ordre du temporel) et sa protohistoire (de l'ordre du spatial). C'est ainsi que Resnik, dont les

[9] Guignard (Forence), in *Revue française de psychanalyse* 1994, n° 98, p. 652.
[10] Naouri (Aldo), *Entendre l'enfant*, Paris, Odile Jacob, 2017.
[11] France Culture, *La Grande Table*, 17 juin 2011.
[12] France Culture, *Hors-champ*, 8 Juin 2015.

deux parents étaient nés en Ukraine, évoque, dans cet entretien avec Pierre Delion dèjà mentionné[13], la notion de « l'autre mémoire », la mémoire « d'avant la mémoire ». Ce qui nous fait associer cette notion à celle d'« idiome humain, mémoire de l'ontogenèse[14] », proposée par Christopher Bollas, qui serait comme un équivalent psychique de l'ADN biologique, le « noyau » initial du vrai *self* winnicottien. Salomon Resnik raconte un rêve fabuleux qui lui a permis de s'imaginer à Odessa, qu'il ne connaissait pas encore, devant la maison où son père avait habité en 1911 ou 1912, dit-il. Un rêve d'Odessa en ruines, où il arrive en jeep à la maternité de la ville, et où il reconnaît, parmi les infirmières, une femme qui ressemble à sa mère d'avant sa naissance, rêve qui a stimulé en lui : « La mémoire de ce que je ne connaissais pas de moi-même, l'autre mémoire, qui m'a guidé dans Odessa jusqu'à (re)trouver la maison de mon père...[15] » Ce voyage, Salomon Resnik l'a entrepris il y a quelques années et il aimait raconter sa découverte d'Odessa et ses retrouvailles avec son cousin, le professeur Boris Resnik.

La question pourrait se poser d'un déterminisme psychique à la base ou à l'origine d'une vocation de psychanalyste. L'hypothèse (réductrice ?) d'une « biographie causale », pour chacun et *a fortiori* pour le psychanalyste, est-elle audible ? Est-ce ce que veut dire Anna Resnik quand elle affirme qu'on ne peut dissocier vie « privée » et vie « publique » dans la personne et le parcours singulier de Resnik ?

Dans le numéro de la *Revue française de psychanalyse* déjà cité, le poète et psychanalyste Georges-Emmanuel Clancier parle, lui, des « frontières incertaines et poreuses[16] » qu'on prétend

[13] Delion (Pierre), *Culture, fantasme et folie, rencontre avec Salomon Resnik*, *op. cit.*

[14] Bollas (Christopher), *Le Moment freudien*, Paris, Ithaque, 2011, p. 246.

[15] Delion (Pierre), *Culture, fantasme et folie, rencontre avec Salomon Resnik*, *op. cit.*, p. 51.

[16] *Ibid.*, p. 872.

établir entre les étapes normées de la vie. Je lui emprunterai aussi cette magnifique formule : « L'enfant dans l'adulte (souvent hélas pour le pire) mais aussi pour le meilleur, comme la flamme dans le foyer, la lumière dans la lampe, le cœur dans le corps[17]. » Il évoque l'idée d'une « filiation intérieure » qui traverserait les âges de la vie, en un seul et même tissu psychique et dont le poète parviendrait à tirer les personnages multiples qui animeront son œuvre. Dans *Un cheval entre dans un bar*, roman de David Grossman traduit de l'hébreu et paru en 2015, un spectateur dit d'un comique se produisant seul sur scène : « C'est curieux de le voir de si près. En moins de temps qu'il n'en faut pour le dire, quand il relève le visage vers le projecteur, la lumière engendre une illusion : un gamin de 57 ans se reflète dans un vieillard de 14[18]. » J'ai trouvé là un écho d'une part de la « continuité d'être » théorisée par Winnicott et, d'autre part, du concept bionien de « groupalité psychique » repris et développé par Salomon Resnik, mais aussi de la notion de « multidimensionnalité de l'inconscient » théorisée par le psychanalyste chilien Matte-Blanco, dont Resnik affirme le « génie ».

Resnik écrit dans les premières pages de *Vedo cambiare il tempo* : « Je parle de mon enfance en pensant au passé mais aussi à mon présent-adulte, peut-être à mon présent-futur comme manière d'embrasser ensemble les temps de ma vie [...][19]. » Et aussi, s'adressant à Pierre Delion : « L'enfance est présente en moi et l'histoire de ma vie est dans cette archive vivante qu'est mon corps[20]. » Aharon Appelfeld ne dit pas autre chose quand il formule : « La mémoire a des racines profondes ancrées dans le corps. Il suffit parfois de l'odeur de la

[17] *Ibid.*, p. 871.

[18] Grossman (David), *Un cheval entre dans un bar*, Paris, Seuil, 2015, p. 212.

[19] Resnik (Salomon), *Vedo cambiare il tempo, op. cit.*, p. 20.

[20] Delion (Pierre), *Culture, fantasme et folie, rencontre avec Salomon Resnik, op. cit.*, p. 14.

paille pourrie ou du cri d'un oiseau pour me transporter loin et à l'intérieur. Je dis à l'intérieur bien que je n'aie pas encore trouvé de mots pour ces violentes taches de mémoire[21]. »

Georges-Emmanuel Clancier, dans son texte, évoque, lui aussi, le rêve, autre terrain fécondé par la pensée de Resnik, qui serait un « témoin fort » de cette présence de l'enfant en nous. Avec le « rêve d'Odessa » que rapporte Resnik, il est permis de spéculer, à l'instar de Christopher Bollas, que ces traces mnésiques pourraient être inscrites plus profondément encore, antérieurement au préverbal et à la naissance elle-même !

Et puis, garder en soi, comme Salomon Resnik nous l'a montré, les capacités d'élan, d'étonnement, voire d'émerveillement, d'imagination, celles d'investir le présent en continuant à travailler, à penser et à se projeter dans l'avenir, la curiosité toujours en éveil, avec un inaltérable sens du ludique, n'est-ce pas un peu vivre selon l'injonction du Rabbi Nahman de Bratslav, ukrainien lui aussi, personnalité célèbre pour ses aphorismes, injonction qui ordonne : « Il est interdit d'être vieux[22] ! » (Ce qui ne se réfère pas, bien entendu, à l'usure implacable du temps sur les corps !) et que j'ai choisie pour exergue à cet article.

Le cabinet du 20, rue Bonaparte

C'est de mon expérience de décennies de travail avec lui que je voudrais témoigner maintenant, Salomon Resnik dont j'eus le privilège d'être, successivement, la patiente, puis l'élève, même si cela peut sembler peu conforme, quoique... Mais peut-on prétendre exiger de l'orthodoxie du psychanalyste indépendant, antidogmatique et inclassable qu'il fut ? J'arrivai dans ce cabinet du 20, rue Bonaparte, véritable atelier de travail

[21] Appelfeld (Aharon), *Histoire d'une vie*, Paris, L'Olivier, 2004, p. 66.
[22] « Nahman de Bratslav », in Ouaknin (Marc-Alain), *Le Livre brûlé*, Paris, Lieu commun, 1981.

psychique, dans des circonstances imprévues, après une longue tranche d'analyse douloureuse vécue dans le silence, l'arbitraire, et un sentiment constant de frustration. L'échec et la rupture brutale du lien avec un autre analyste furent en réalité la chance… qui me donna l'opportunité de le consulter à un moment de désarroi et de profond ressenti d'abandon. Je pris la précaution d'annoncer la couleur : j'allais très mal, certes, mais je pensais que mon cas ne relevait pas de la psychose[23]. Allait-il m'accepter comme patiente ?

Resnik m'accueillit et m'offrit alors la possibilité de prendre le risque d'une aventure incongrue et inédite pour moi à l'époque : il m'ouvrit les bras d'une matrice groupale, expérience inouïe[24], et je pus, au milieu d'autres, et avec eux, m'autoriser enfin, à retrouver la « petite » en moi, à la porter, peut-être à prendre soin d'elle.

Ai-je alors vécu ce qu'on pourrait appeler un « avènement de l'infantile » ? Une forme de retrouvailles avec l'enfant que j'avais été ? Rendre compte de ce qui m'arriva là est en fait très complexe. Moi qui pense aujourd'hui, rétrospectivement, n'avoir jamais accepté en son temps une condition d'enfant que je devais avoir vécu intimement dans l'impuissance et l'humiliation, dans un éprouvé de toute-puissance bafouée, et de déni de la dépendance[25], je pus libérer, comme délivrée d'une enclave, l'enfant vulnérable et fragile que j'avais écrasée en moi. J'osai lui redonner sa place et sa parole timidement, et la faire vivre au sein du groupe.

---

[23] À l'époque, je tenais pour très étanches les frontières qui séparent la névrose de la psychose. Je pense aujourd'hui que le travail psychanalytique fait traverser plus ou moins intensément toutes les facettes de la psychopathologie.

[24] Voir Julien (François), *L'Inouï*, Paris, Grasset, 2019.

[25] Je m'interroge, incidemment, au sujet de l'impact sur mon psychisme d'enfant que purent éventuellement avoir des formules telles que « autonomie interne »et le mot d'« indépendance » qui circulaient comme des mantras dans l'air de ce pays de mon enfance nouvellement affranchi du Protectorat français.

« Que serait le travail de l'analyste si ce n'était pas d'ouvrir enfin la fenêtre pour laisser entrer l'enfant qui pleure derrière chaque adulte qui vient le voir ? », a écrit Kathleen Kelley-Lainé dans ce même numéro de la *Revue française de psychanalyse* [26].

À l'époque, je veux dire dans l'enfance, je pressentais confusément que ce qui me traversait de rêves, de rêveries, de fantasmes, de pensées coupables, aurait pu être raconté, entendu et traduit peut-être par quelqu'un… Mais qui ? Mais où ? Je savais avec certitude l'existence (forcément informulable), quelque part, d'un lieu secourable, d'un recours possible… Où et quand ai-je entendu pour la première fois le mot : « Psychanalyse » ? L'avais-je glané au hasard d'une lecture, dans un livre, un journal ou un de ces magazines que je dévorais ? Comment ai-je deviné qu'il existait une chose, une chose appelée « Psychanalyse d'enfants » ? C'est ainsi : il me semble que je l'ai toujours su.

La croissance psychique ne se fait pas sans douleur ! Ce fut un long et bouleversant processus que cette analyse en groupe, processus radicalement mutatif, mouvement de transformation profonde du modèle de relation au monde que je m'étais insensiblement forgé. Mais, pour tous et pour chacun, n'était-ce pas l'enfant qui était alors convoqué en nous, dans ce groupe, ouvert, au sein de cette fratrie psychanalytique. Une question revenait souvent, adressée à l'un ou à l'autre, posée sur un ton espiègle et inimitable, plus profonde qu'il n'y paraissait, dans la bouche de Resnik : « Et vous, vous ferez quoi quand vous serez grand(e) ? » qu'on pourrait traduire par : « quand vous serez vous-même ». Car, aimait-il à rappeler : « Pas tous les gens qui sont nés sont "nés" vraiment ! » Plus tard, le temps acquit pour moi plus d'épaisseur ; il se mit en mouvement et

[26] Kelley-Lainé (Kathleen), « L'enfant qui pleure dans l'adulte, le complexe de Peter Pan », in *Revue française de psychanalyse* 1994, n°58, Paris, PUF, p. 875-884.

prit *sens*, dans tous les *sens* du terme *sens*. Ayant peut-être accepté de grandir, devenue adulte (qui pourrait donner une juste définition de ce terme ?), il me semble que je pus, grâce à ce travail au long cours, laisser advenir enfin des capacités à vivre et à me réaliser, et devenir « adepte de ma vie », selon une jolie formule de Valère Novarina entendue récemment sur une scène de théâtre[27]. Graduellement, j'appris à comprendre et à accepter, comme le dit une autre maxime du Rabbi Nahman de Bratslav, que « dans sa vie, l'homme doit traverser un pont très étroit, l'essentiel est de ne pas avoir peur ! »

Je vais conclure par une anecdote qui en dit long sur la force de cette aventure transférentielle et qui se passe de commentaire. Je me rappelle avoir raconté spontanément, sans réserve, avec une incroyable candeur, un rêve dans lequel m'apparaissait un lieu que je connaissais dans la réalité, un vrai palace : « The King Salomon's Hôtel », l'Hôtel du Roi Salomon ! ce qui dut sans doute déclencher le rire chez les autres membres du groupe, à mon grand embarras.

Très tôt sensibilisé au monde musical, Resnik utilise la métaphore de l'instrument de musique pour parler de la psyché. Il écrit : « La conception de la psyché comme un instrument de musique me venait spontanément, plus ou moins accordé, bien ou mal tempéré… Sa sensibilité demande à être accordée le plus souvent possible. De là dérive l'importance de se réanalyser, et ce, pour tout analyste conscient de ses limites. C'est à chacun de choisir le bon accordeur[28]. »

Dans ma vie d'analysante, au cours et au décours de ma longue pratique de ce « métier de patiente » – une expression qu'il affectionnait – sur mon chemin de funambule entre « mal de vivre et joie de vivre », comme chante Barbara[29], il a été

---

[27] Novarina (Valère), *L'Homme hors de lui*, Paris, Théâtre de la Colline, P.O.L., 2017.

[28] Resnik (Salomon), *Biographie de l'inconscient, op. cit.*, p. 135.

[29] Barbara, *Le Mal de vivre*, Paris, 1964.

mon principal accordeur et ma dette est immense ! Je peux affirmer, à mon échelle, et en paraphrasant ce qu'il dit de Bion, qui fut l'une de ses rencontres les plus significatives, Salomon Resnik m'a aidée à être moi-même !

Une clinique « démonstrative »

CLAUDINE BLANCHARD-LAVILLE

L'adjectif « démonstrative » que j'ai accolé à « clinique » pour l'intitulé de ce texte s'avère en fait une sorte de lapsus de ma part. Je m'explique. C'est ce qualificatif qui surgissait spontanément ces dernières années lorsque je voulais évoquer, de manière succincte, dans mes diverses conférences, ce que le travail avec Salomon Resnik m'avait apporté. Or, je réalise aujourd'hui que cette épithète caractérise bien davantage ma propre manière de faire, d'exposer et d'écrire, qu'il ne concerne sa pratique clinique. Je l'ai ré-utilisé spontanément, il y a quelques mois, quand il m'a été demandé de donner un titre pour mon intervention à la journée d'hommage en son honneur, mais en y réfléchissant par la suite de manière plus posée, je considère qu'il aurait été plus adéquat que j'écrive une clinique « monstrative ». S'agissant de la clinique de Salomon Resnik , il est en effet plutôt question de « monstration » que de « démonstration ». Qu'ai-je voulu suggérer au-delà de mon lapsus ? Ce que j'ai voulu souligner en priorité, c'est qu'il nous montrait, dans sa manière de pratiquer son métier de psychanalyste, comment il s'y prenait pour le faire, tout en le faisant ; il nous faisait découvrir les dessous des processus en jeu, je dirais qu'il nous faisait partager les ingrédients et les recettes de sa cuisine : c'est d'ailleurs une métaphore qu'il utilisait souvent pour nous dire, par exemple, de temps en temps, qu'il savait qu'il avait peut-être un peu trop « cuisiné » pour nous ce jour-là et qu'il nous faudrait un peu de temps pour digérer…

À cet instant, je me souviens qu'il y avait au 20, rue Bonaparte, à son cabinet dans lequel je me suis rendue régulièrement pendant environ quinze ans, un petit réduit jouxtant la pièce centrale toute en longueur où j'avais l'impression qu'il y avait juste la place pour un petit lavabo – je ne suis pas revenue dans ces lieux depuis 2004 – un réduit donc, dans lequel il se rendait un peu systématiquement avant que la séance de groupe ne commence pour prendre un verre d'eau dans lequel on entendait bruisser ce que je m'imaginais être un comprimé effervescent de vitamine C – les séances avaient lieu en toute fin d'après-midi –, puis il revenait s'asseoir parmi nous son verre à la main, ce qui ne l'empêchait pas de rester de temps en temps au cours de la séance, pendant quelques instants, les yeux mi-clos pour nous écouter.

Partage

Ce sur quoi je souhaite insister ici, c'est sur le fait qu'il nous parlait très ouvertement – je pourrais évoquer à son endroit une clinique « à ciel ouvert » – de sa manière de s'interroger, d'avoir des doutes en proposant certaines interprétations ; il partageait aussi quelquefois ses questions et ses réflexions de travail en cours : par exemple, pour tel patient qu'il avait reçu en relation duelle mais aussi en groupe, il s'interrogeait devant nous : est-ce une bonne idée ? Il me semble que ce qui lui importait au-delà de savoir si cette manière de faire était orthodoxe ou pas, c'était : est-ce « utile » ? À l'image de l'un de ses leitmotivs : « La crise, oui, mais elle n'est utile que si on la travaille. »

C'est ainsi qu'il nous communiquait, chemin faisant, des références théoriques issues de plusieurs champs scientifiques, pas seulement psychanalytiques ; cela passait souvent aussi par l'étymologie des mots, par leur traduction dans différentes langues, en lien avec les interprétations qu'il proposait. Ce que je veux souligner, c'est sa forme de générosité : j'ai la sensation qu'il nous faisait partager *tout* ce qui l'aidait à penser. Il citait souvent des auteurs, ceux qu'il appelait ses maîtres, psychanalystes ou non, anthropologues et philosophes, Money Kyrle, Pichon-Rivière, les Baranger, Bion, Rosenfeld, dont il ne se privait pas de dire qu'ils lui avaient beaucoup appris. De ce fait, je ne suis pas certaine que son attitude fût si différente lorsqu'il était dans ses groupes à proprement parler thérapeutiques avec des patients de celle qu'elle était lorsqu'il animait son séminaire théorico-clinique. Sauf que, dans le premier cas, nous étions effectivement ses patients ; dans l'autre, plutôt ses collègues ou amis. C'est ainsi qu'au fil des années, après avoir été sa patiente pendant très longtemps, il m'a dit un jour que nous étions devenus des amis. Je me souviens avec émotion de ce moment, lors du déjeuner qui a suivi l'intervention que je l'avais invité à proposer pour le colloque Cliopsy de 2006[1], quand il m'a dit avec son accent inimitable et avec son ton de voix affectueux : « Maintenant, nous sommes devenus des amis » ou quand je relis la dernière lettre que j'ai reçue de lui, au début de l'année 2017, signée « Votre ami ». Je me souviens qu'un jour, dans le groupe, il nous a montré tout fier, avec une sorte de joie enfantine, le manuscrit original de l'ouvrage *Transformations* que Bion lui avait offert, ce qui l'a obligé à traverser tout l'espace du groupe pour aller chercher l'exemplaire précieux tout en haut du rayonnage de la bibliothèque qui couvrait le mur de droite lorsqu'on entrait dans son cabinet.

Je me rends compte que je me souviens très précisément de ce lieu, au sens de la topographie de l'espace, de l'hétérogé-

[1] On peut écouter cette intervention au colloque Cliopsy de 2006 sur le site des archives des colloques Cliopsy : www.cliopsy.com

néité des sièges : le petit fauteuil, la banquette... Je me ressens – et ce n'est pas visuel, c'est une sorte de sensation de familiarité intérieure presque psychique – assise à côté de lui, sur le petit siège bas, je n'ai pas peur d'être tout près de lui ; plus tard, je choisirai de m'asseoir plutôt en face de lui, sur le fauteuil qui faisait face au sien, à la place diamétralement opposée à lui dans le groupe mais le plus souvent, au début, en tout cas dans mon souvenir, je m'asseyais à sa gauche. Était-ce pour moi dans les premiers temps la place la plus rassurante ?

Parcours

J'ai participé à l'un de ses groupes thérapeutiques de 1986 à 1993, un groupe qui avait débuté en 1982. Par la suite, j'ai participé au séminaire théorico-clinique du lundi soir et j'ai également bénéficié, avec Aviva Cohen, d'une année qu'on pourrait nommer de supervision à deux.

En 1998, autour de la disparition de mon père, je suis revenue participer à l'un de ses groupes thérapeutiques et j'y suis restée jusqu'en 2004, un an après le décès de ma mère. En 2005, lorsque j'ai éprouvé à nouveau le besoin de re-travailler psychiquement, d'accorder une fois encore mon instrument comme il le préconisait, après quelques rencontres avec lui, j'ai choisi d'aller vers un autre horizon psychanalytique.

En 2006, avec l'appui de mes collègues du réseau de chercheurs, le réseau Cliopsy que j'ai contribué à fédérer, je l'ai invité à la Sorbonne, comme je l'ai indiqué précédemment, pour une intervention « magistrale » pour laquelle j'avais le privilège de le présenter et de faciliter son dialogue avec le public. Sa nostalgie du *large group* était patente : il voulait une rencontre, il voulait instaurer un échange et pas du tout se livrer à une prestation universitaire ; or, dans un tel cadre – cela se passait dans la prestigieuse salle Louis Liard de la Sorbonne – ce n'était pas facile à mettre en œuvre, dans la mesure où ce n'était pas trop dans les habitudes universitaires, notamment lors de l'invitation d'une « figure connue ». Je me rappelle qu'il a beaucoup résisté à mon envie de préparer cette intervention avec lui, pour que nous puissions nous mettre d'accord sur les quelques thèmes que je souhaitais qu'il aborde ; je pressentais que cela ne serait pas facile et qu'il me faudrait au final en passer par là où il le voudrait, mais qu'il me faudrait néanmoins tenir fermement la barre, car c'était un peu « mon colloque » ! C'est ce qui s'est passé. J'ai d'ailleurs pu énoncer à la tribune ce matin-là qu'il était en train de me donner une dernière leçon, en m'obligeant en quelque sorte à sortir de ma routine universitaire pour me faire accepter l'imprévu de la situation et me mettre en disposition de l'accompagner dans l'instauration d'une véritable rencontre ici et maintenant. Nous avons enregistré cet échange et nous venons d'en publier une transcription au moment de sa disparition dans notre revue *Cliopsy* [2] ; une transcription que j'espère la plus fidèle possible, et d'ailleurs, mes derniers échanges épistolaires avec lui ont eu lieu lorsque je lui ai demandé la possibilité de publier l'un des articles qu'il avait écrits pour notre revue[3] à la suite de cette intervention à laquelle je fais allusion, ce qu'il a accepté[4]. Malheureusement, son décès est intervenu quelques jours avant la sortie de l'ouvrage que j'avais l'intention de lui apporter moi-même, c'est ainsi que j'ai perdu l'opportunité de le rencontrer une nouvelle et dernière fois.

[2] Bossard (Louis-Marie), Blanchard-Laville (Claudine), « Transcription de la conférence de Salomon Resnik donnée à la Sorbonne en 2006 lors du second colloque Cliopsy », in *Cliopsy* 17, 2017, p. 133-157.

[3] Cet article figure dans le numéro 1 de la revue *Cliopsy* qu'on peut consulter à l'adresse suivante : www.revuecliopsy.fr.

[4] Article re-publié en 2017 dans le livre proposant un florilège des articles de la revue *Cliopsy* et dirigé par Louis-Marie Bossard, *Clinique d'orientation psychanalytique. Recherches en éducation et formation*, aux éditions L'Harmattan.

Apprentissage

Je voudrais souligner maintenant un point très important pour moi, tel qu'il l'énonce dans l'échange que je viens d'évoquer et dont il dit l'avoir emprunté à Pichon-Rivière : le fait que ce n'est pas important d'enseigner mais qu'il faut *déclencher l'apprentissage*, « c'est-à-dire créer le climat (la *stimmung*) dans lequel un certain stimulus de la pensée de l'un et de l'autre puisse trouver ce couloir… » et aussi le fait « qu'expliquer, c'est tout à fait différent que de déclencher l'apprentissage ». C'est pour cela, dit-il, « que la notion de transmission n'est pas une chose sacrée et rituelle comme la traduction, la transmission, c'est une chose plus modeste mais plus complexe aussi, c'est une manière de prendre en compte la réceptivité de l'autre et de contribuer à créer les conditions et l'atmosphère adéquate dans lesquelles la réceptivité de l'autre soit accessible à la transmission, de l'un et de l'autre, c'est ça le double sens du transfert, d'un côté à l'autre du canal[5]». Cette pensée est au cœur de mes propres développements théoriques[6] quant à l'écologie de l'espace didactique[7].

Dans cet extrait, le *couloir* fait ici référence au récit qu'il nous a proposé au début de son intervention en lien avec le fait qu'il s'était perdu dans les couloirs de la Sorbonne avant d'arriver jusqu'à nous et le *canal*, c'est une allusion aux canaux de Venise, très présents pour lui dans ses métaphores autour des chemins et des ponts, en particulier lors de ce dialogue enregistré.

---

[5] Resnik (Salomon), « L'enfant dans la ville : expériences sur l'espace-temps vénitien avec des enfants d'âge scolaire », in Bossard (Louis-Marie) (dir.), *Clinique d'orientation psychanalytique. Recherches en éducation et formation*, *op. cit.*

[6] À ce propos, on peut consulter mon ouvrage *Au risque d'enseigner*, Paris, PUF, 2013.

[7] Blanchard-Laville (Claudine), *Les Enseignants entre plaisir et souffrance*, Paris, PUF, 2001-2013.

Ainsi, j'ai surtout appris avec lui un style de *rencontre* : l'importance de l'atmosphère, de la *climatique* de la rencontre avec l'autre, quel qu'il soit, patient ou collègue ou interlocuteur d'une conférence. Je crois que c'est surtout cela que j'ai « absorbé » dans le quotidien de sa clinique : si je le dis avec mes mots d'aujourd'hui, je considère que les mouvements d'introjection identificatoire[8] ont très bien fonctionné pour moi dans le travail avec lui et c'est ce que je tente aujourd'hui moi-même. En tout cas, c'est un style de rencontre que je me suis appropriée, toutes proportions gardées.

Transmission

Ce que j'aimerais préciser plus finement maintenant, c'est la raison pour laquelle cette forme de transmission a été aussi significative pour moi, au-delà des effets tout à fait décisifs du travail psychique que j'ai réalisé auprès de lui par rapport à ma vie privée et à ma croissance psychique, dans le sens où j'ai pu m'autoriser progressivement à penser par moi-même et à écrire au plan théorique de manière créative dans mon champ, celui des sciences de l'éducation, en référence à la psychanalyse, sans être ni psychologue, ni médecin, ni psychanalyste, et tout en étant une femme.

Je crois pouvoir dire que mon profil psychopathologique ne le stimulait pas véritablement ou pas autant que celui d'autres participantes ou participants des groupes que j'ai fréquentés – j'avais l'impression quelquefois de ne pas être suffisamment dissociée ou pas suffisamment paranoïaque à ses yeux… – en revanche, je dois convenir aujourd'hui que mon histoire l'a suffisamment intéressé pour qu'il m'ait proposé de

[8] Blanchard-Laville (Claudine), « Au cœur de la transmission. Favoriser l'introjection identificatoire. Dossier : Désir de (se) former, aléas dans la transmission », in *Canal Psy.* 2017, n° 119, p. 22-24.

rejoindre l'un de ses groupes et qu'il m'ait accompagnée pendant autant d'années ; une *histoire*, marquée du fait que j'ai rencontré sur ma route, à l'âge de 8 ans, un pervers pédophile qui n'était autre que le père de mon père. Je ne donnerai pas davantage de détails sur ce contexte personnel, ce que je veux montrer, c'est comment d'emblée – j'avais bénéficié auparavant de deux parcours thérapeutiques – Resnik a posé pour moi l'indication du groupe : « Il y aura des témoins, vous serez protégée », m'a-t-il tout de suite énoncé, car, comme il l'écrit, « ce qu'ajoute le groupe par rapport à un contexte individuel, c'est "l'opinion publique" ». Ce que je me dis aujourd'hui, c'est que groupe ou pas, la qualité de son transfert, dénué de toute érotisation, m'aurait de toute façon protégée, mais que lui, comme clinicien, était très stimulé par le fait de travailler en groupe ; en tout cas, ce que je crois comprendre, avec le recul du temps, c'est que l'atmosphère transférentielle dans laquelle j'ai pu vivre dans ses groupes m'a permis d'apprendre de lui : le chemin y était pour moi dégagé émotionnellement, ma pensée a été progressivement décontaminée et rendue libre, j'avais retrouvé en quelque sorte un grand-père sain qui me replaçait dans une filiation théorique assumée où il revendiquait de ne pas être auto-engendré (mon grand-père était un autodidacte au sens le plus fort du terme) et ce que j'ai reçu de Resnik, j'ai pu, je peux l'utiliser, le faire mien, par contraste avec l'initiation incestueuse que j'avais subie enfant.

Dans cet apprentissage au long cours auprès de lui, il ne s'est pas agi pour moi d'une simple imitation ou d'emprunt de ses propres habits mais plutôt, je crois, d'introjections réussies, dans un climat favorable ; des introjections qui sont venues potentialiser des dispositions qui étaient peut-être déjà un peu les miennes, en même temps que se restaurait ma position dans une chaîne générationnelle brisée par l'acte incestueux.

Congruence

C'est une façon de travailler qu'il m'a en partie transmise, du côté de cette sorte de disponibilité contre-transférentielle *in situ*, c'est-à-dire au moment où quelque chose de l'inconscient de l'autre vient nous atteindre dans l'interaction ou *nous fait quelque chose* au sens de ce qu'il appelait « l'induction psychique ».

J'aimerais être en capacité de faire saisir comment son absence de complaisance à l'égard des patients, notamment sur la question du narcissisme, était supportable sans doute grâce à sa *congruence* – il écrit, dans *Espace mental*, l'ouvrage le plus proche pour moi de sa clinique groupale : « Si ce que vous dites est cohérent avec ce que vous sentez, même si ce n'est pas complètement opérant ou juste, les choses pourront aller. Mais s'il n'y a pas accord entre dire et sentir, le patient introjectera une image dissociée » ; sa congruence, son humanité, sa grande humanité, ce dont il témoignait toujours, et ce qu'il nommait son « éthique de la personne ». Son habileté clinique, il la devait à la capacité qu'il avait conservée de continuer à apprendre le métier de patient et le métier d'élève sans se prendre pour un analyste : « L'analyse est un métier, un métier parmi d'autres, être patient est aussi un métier qui doit être appris. La psychanalyse est un apprentissage continu, une formation permanente… », écrit-il, page 31 du même ouvrage. Il la devait aussi à sa capacité de « jouer » avec les jouets du patient, et même de nous apprendre à jouer. Il n'avait pas perdu le contact avec son moi-patient, son moi-enfant ou son moi ludique ; pour lui, ce qu'amenait le patient – ses mots, ses attitudes, ses rêves – c'était vraiment comme des jouets, et il arrivait toujours à jouer avec ces jouets-là, avec nous les patients.

C'est ainsi qu'il m'a sortie de ma position de victime et qu'il a responsabilisé celle qu'il nommait « la petite coureuse de

8 ans »... Je recompose le dialogue aujourd'hui : « Oui, je vous l'accorde, votre grand-père était pédophile, c'est l'adulte qui est responsable, mais voyons, travaillons... et vous ? Quand votre mère a eu votre petit frère, vous aviez quel âge ? » et là, il supportait que je lui dise, sans pour autant lâcher la rampe de travail qu'il m'invitait à poursuivre : « Pas si vite, docteur Resnik, attendez un peu, laissez-moi respirer... »

Aujourd'hui, j'entends combien il était attaché, avec une intuition clinique hors du commun, à entrer en contact avec nos parties dissociées (ce qui nous permettait sans doute d'accepter de les ré-intrégrer progressivement), mais aussi comment, en même temps, il prenait grand soin aussi de notre partie saine, quel que soit notre profil psychopathologique, je dirais.

Cher docteur Resnik,

Ces mots, vous ne les lirez pas, il n'y aura pas d'accusé de réception de votre part cette fois-ci, mais peut-être toucheront-ils des personnes inconnues de moi qui vous ont côtoyé et qui reconnaîtront un goût familier en me lisant. Je vous ai écrit un certain nombre de lettres au cours de cette longue tranche de vie depuis que je vous ai rencontré en 1987, je vous y ai toujours appelé « docteur », et c'est aujourd'hui seulement que j'associe avec un « docteur » qui a tenu une grande place dans ma famille d'enfance. Cet homme, ami de mes parents, médecin de campagne du petit village où nous habitions pendant que mes parents en étaient les instituteurs, ce docteur de mon enfance que j'aimais beaucoup pour sa gaieté, son énergie communicative, sa bonne humeur permanente, cet homme qui était le seul à pouvoir secouer provisoirement la mélancolie de ma mère et me donner le plaisir de la voir rire avec lui quand il trouvait le temps de venir jouer au bridge avec mes parents, entre deux accouchements pour lesquels il sillonnait la campagne. Ah, justement, ce docteur-là a accompagné ma première mise au monde, voilà une nouvelle association qui m'attendait au détour de l'écriture de ces lignes.

Ce n'est pas la première lettre que je vous écris, j'ai gardé la trace de toutes celles que je vous ai adressées, et notamment le brouillon de la première lettre en forme d'hommage transférentiel écrite dès 1987, sur une demande de votre part de vous écrire un petit texte pour un exposé que vous aviez à faire, je vous y disais déjà toute ma gratitude pour tout ce que j'étais en train d'apprendre et vous m'avez répondu en séance : « Gratitude, soit, d'accord, mais où est passée votre envie inconsciente ? » L'élaboration de l'envie inconsciente était l'un de vos axes de travail privilégiés : vous me poussiez à travailler mon envie à votre égard alors même que je me sentais exclusivement dans la gratitude ; j'ai beaucoup résisté, car j'estimais que vous ne convoquiez pas chez moi cette admiration envieuse dont vous nous parliez beaucoup, je me sentais suffisamment nourrie par tout ce que j'apprenais au fil du temps et pas du tout en concurrence avec vous. Vous, vous étiez très intrigué par mon appartenance à l'université, je crois que vous aviez une sorte de petit regret par rapport à l'université et, en même temps, je ne crois pas que vous y auriez été heureux, vous n'étiez pas un homme d'institution, comme vous l'écrivez : « Je ne suis pas un homme d'école » et pourtant, quelques lignes plus loin, non sans humour, vous écrivez aussi : « Mais, par contre, je suis pour aller dans de bonnes écoles[9]. »

Merci docteur Resnik, je peux vous dire aujourd'hui que votre école, après celle de mes parents dans le village de mon enfance, a été une très bonne école pour moi.

---

[9] Delion (Pierre), *Rencontre avec Salomon Resnik. Culture, fantasme et folie, op. cit.*, p. 40.

Un témoignage vénitien : sensorialité, jeu et phantasmes

ENRICO LEVIS

En contact permanent avec les traces multiples et inattendues du quotidien, Salomon Resnik n'a eu de cesse de nous montrer combien il est fondamental d'essayer de saisir les liens et les relations qui se nouent entre les expériences sensitives et sensorielles primordiales qui ancrent l'individu dans son propre corps. Dans ce sens, le travail avec les enfants est l'élément catalysateur fondamental de toute son activité de psychothérapeute. Il a toujours représenté pour lui une manière essentielle de rester en contact avec son propre Moi d'enfant, ayant été *un psychanalyste qui n'a jamais cessé de jouer* (titre d'un de ses ouvrages présenté à Venise, paru aussi en français dans un petit volume réalisé par Pierre Delion[1]).

Si, lors des rencontres thérapeutiques avec nos jeunes patients, nous sommes en mesure de prêter une très forte attention aux atmosphères émotionnelles créées par les présences les plus éphémères et les plus fugaces, nous pouvons en saisir les aspects les plus dispersés et chaotiques, de manière à ré-opérer en eux un enracinement progressif dans la vie.

---

[1] Delion (Pierre), *Rencontre avec Salomon Resnik. Culture, fantasme et folie*, Toulouse, Érès, 2005, p. 59-79.

En restituant à l'enfant la sensation de stupeur face à des perceptions souvent incohérentes et transitoires, nous pouvons parvenir à nous rapprocher du mystère de chacun et nous commençons à combler la carence de résonance émotionnelle qui semble – souvent – avoir été à la base de sa souffrance, en lui garantissant – peu à peu – le sens essentiel de continuité de son existence, mis dramatiquement en péril par des malentendus récurrents, pour ne pas parler de véritables intrusions.

Dans ce sens, l'attention que l'on peut accorder aux aspects sensoriels de ce que l'enfant construit avec nous, ou colore au cours des séances, se révèle particulièrement féconde : il s'agit en effet de transpositions concrètes de proto-émotions beaucoup plus liées au corps qui sent que ne peut l'être la parole.

Par le biais du crayon, qui fait un avec la main qui écrit, peuvent venir à la lumière – au sein d'une relation partagée – ces traces proto-symboliques que le crayon laisse sur la feuille en livrant une sorte de mémoire encore indicible, mais inscrite dans le corps souffrant de l'enfant. C'est à Donald W. Winnicott que revient en particulier la valorisation la plus spécifique des signes graphiques, à partir de l'utilisation créative qu'il fit des gribouillages (*squiggles*)[2] pour construire ensemble des ébauches inconscientes d'histoires qui surgiront au sein d'un *setting* et surprendront le patient lui-même par la production de sentiments et d'idées qui n'étaient pas intégrés précédemment dans sa personnalité globale, mais dont les racines s'enfoncent dans son passé et dans son monde intérieur.

C'est à Roland Barthes, toutefois, que revient l'observation éclairante du lien profond entre l'acte matériel de l'écriture et le corps de l'écrivant qui laisse courir l'instrument sur le papier, avec une certaine pression et à un certain rythme, en suivant des modifications kinesthésiques sans

[2] Winnicott (Donald W.), *La Consultation thérapeutique et l'enfant*, Paris, Gallimard, coll. Connaissance de l'inconscient, 1979.

doute muettes, mais non pas moins significatives pour autant[3].

Cela est d'autant plus important si nous rappelons ce que Resnik a souligné à plusieurs reprises – dans différents *Seminari veneziani* (Séminaires vénitiens) – au sujet des formes graphiques qui peuvent déboucher (même dans le cas de pathologies autistiques) sur une sorte d'expansion et de prolongement du corps, sans opérer une véritable ouverture à l'espace qui signifierait un saut et le risque d'une chute trop dommageable dans le monde. À l'intérieur de l'espace limité de la feuille de papier, que nous proposons au patient, peuvent ainsi s'inscrire des formes et des langages différents axés sur divers « codes », qui offrent une première expression commune à recueillir et – si possible – à développer et à intégrer. Et cela, à partir de la nature matérielle des choses, une matérialité sous-jacente qui aide l'enfant à tolérer une réalité interne en évolution constante et à se différencier du monde, dans le monde.

Luisa, un corps sur le point de s'éteindre

Pour illustrer une situation apparemment caractérisée par le manque grave d'une expérience fondatrice de partage et d'échange émotionnel entre la mère et l'enfant, je reviendrai rapidement à un moment initial du traitement de Luisa, une fillette de 11 ans et demi, diaphane et au corps anguleux, que j'ai rencontrée lors d'une consultation urgente dans le service de pédiatrie. Entrée depuis peu au CES, elle ressentit les premiers signes de puberté, avec la sensation de violation physique que ces changements corporels peuvent comporter. Elle venait d'effectuer, dans un milieu bien peu accueillant, une série d'examens cliniques qui l'avaient plus que jamais alarmée et raidie.

[3] Roland Barthes, *Variazioni sulla scrittura, suivis par Il piacere del testo*, Einaudi, Torino, 1999 ; *Le plaisir du texte précédé de Variations sur l'écriture*, Paris, Seuil, 2000.

J'avais été particulièrement frappé par ses cernes noirs et par son nez marqué, mais aussi et surtout par ses petites jambes toutes menues sur lesquelles elle bougeait à grand-peine, en titubant comme un épouvantail sur des échasses. Mes premières impressions et le peu d'éléments que je connaissais de son histoire me laissèrent imaginer, de façon compréhensible, qu'elle me garderait à distance. Or, après l'avoir invitée à me dessiner une famille sous forme d'animaux, apparurent sur une feuille, à ma grande surprise, même si ce n'était qu'à travers des traits extrêmement fins, presque insaisissables – « deux petits hiboux (le père assis dans un fauteuil, en train de lire le quotidien *La Repubblica*, la mère, avec une aiguille à tricoter sous le bras) et deux enfants. »

Il s'agissait, comme elle accepta de me l'expliquer, de la nuit de Halloween, la fête des sorcières et des fantômes, et les petits déguisés en fantômes se trouvaient sur un tapis, comme suspendus en l'air, et semblaient m'inviter à poursuivre avec elle, Luisa (qui était fille unique !), un voyage fantastique.

Toutefois, je ne devais pas détourner mes yeux et je devais rester bien attentif aux graves dangers que nous allions braver, en présence des deux parents comme suspendus dans le vide, s'occupant de tout autre chose, avec le risque imminent que les enfants prennent leur envol vers un voyage sans retour. Je me limitai alors à observer le talent de Luisa (même si elle m'avait dit qu'elle ne savait pas dessiner et préférait réaliser juste des nuances) et à remarquer aussi son originalité. Sa réaction immédiate (qui consista à me dire qu'une de ses amies le lui avait déjà dit) me sembla indiquer, au sein de cet échange participatif, que quelque chose d'amical s'était glissé entre nous, en relâchant chez elle ses très fortes tensions et sa crainte terrible de devoir répondre à d'autres requêtes plus embarrassantes.

Peu de temps après, dans ce corps terreux qui était quasiment sur le point de s'éteindre, put (carrément !) surgir, sporadiquement, une once de couleur. Même si cela n'advint qu'au plan verbal au moment où, toujours sur mon invitation, elle se mit à dessiner avec un trait de crayon – ô combien évanescent – Mao, une peluche qu'elle avait eue à l'âge de 1 ou 2 ans, qui restait son matou préféré – même si vieux comme il était, il avait perdu bien des poils et avait les moustaches un peu abîmées... Luisa me précisa alors que cet animal, tout moelleux, avait un joli petit nez rose, tout comme ses oreilles... Et elle me demanda d'ajouter une gomme au peu de fournitures que j'avais apportées : demande qui me fit songer combien elle s'employait à rendre évanescentes – pour ne pas dire à les effacer complètement – ses propres parties les plus tendres et les plus douces : un petit être à serrer contre soi sans peur (même si elle n'était plus que la peau et les os, pour reprendre les mots angoissés du pédiatre).

Et, dans la perspective de Noël, le jour précisément où nous aurions dû effectuer la dernière consultation au service de NPI (New Product Introduction, Inventaire neuropsychiatrique) pour prendre les accords nécessaires en vue du début du traitement, je l'ai revue dans le service de pédiatrie où il avait fallu l'hospitaliser quelques jours plus tôt, à cause d'une nouvelle crise, suite à une perte de poids dramatique et à une grave altération des paramètres hématochimiques. La Luisa que j'avais cette fois devant moi était plus fragile et plus titubante que jamais : accrochée au goutte-à-goutte comme si c'était un cordon ombilical indispensable, la fillette semblait disparaître dans sa robe de chambre. Mais c'est toujours Luisa, malgré ses difficultés à bouger, qui m'invita à collaborer avec elle, en enlevant de sa propre initiative les capuchons de ses feutres et en commençant à écrire une histoire avec moi – à donner corps, en quelque sorte, à cette « synthèse de l'hétérogène » qui, d'après Paul Ricœur[4], constitue l'essence première du récit, face

[4] Paul Ricoeur, *Temps et Récit*, tome 1, Paris, Seuil, 1983, p. 11.

à la multiplicité des stimuli et des faits vitaux auxquels le récit lui-même cherche à conférer une réorganisation dotée de sens.

Je sortis alors un petit carnet et, sur sa suggestion, je commençais à écrire une histoire, en alternant les phrases que nous nous indiquions réciproquement.

Après avoir précisé la date, elle souligna le fait que Noël arriverait vingt jours plus tard (ce que je transcrivis, en ajoutant un point d'exclamation, afin de valoriser les attentes). Je notai ensuite les personnages : la bonne fée Cendrillon, que j'évoquais personnellement (nous l'avions nommée en jouant aux dés, au moment où j'avais dû deviner le personnage de Walt Disney qui transforme la citrouille en carrosse, afin que Cendrillon puisse aller au bal, malgré l'opposition de sa belle-mère et de ses demi-sœurs). Puis s'ajoutèrent les deux écureuils qu'elle mentionna et les hiboux, évoqués cette fois par moi, dénommés Tip et Tap comme les deux petits frères, conformément à ce que Luisa m'avait suggéré.

Dans l'histoire que nous écrivons ensemble, il y avait donc deux écureuils qui avaient froid et faim, et qui frappaient à la porte de la famille Hiboux, en risquant d'être chassés comme des prédateurs. Tip et Tap, les petits de la famille, aperçoivent toutefois les pauvres petites bêtes dans la nuit gelée de Noël et les font entrer. Était-ce la bonne fée qui était intervenue ? Ou était-ce, comme je le soulignais dans le récit, même si je l'avais fait sous la forme interrogative – parce que les Hiboux (qui ont une meilleure vue de nuit que de jour !) avaient pu mieux reconnaître ceux qu'ils avaient devant eux et, émus, les avaient fait entrer pour passer ensemble la nuit magique de Noël ?

Ce sera la première des histoires que Luisa et moi avons écrites ensemble, même si cette première histoire a été – forcément, vu les obstacles auxquels se heurtait la fillette – écrite matériellement entièrement par moi, son compagnon de jeux et d'aventures. Nos voyages fantastiques et nos histoires continuèrent jusqu'à l'été, à raison de deux séances hebdomadaires. Nous avons eu ainsi la possibilité d'enrichir notre contact réciproque et de donner voix ensemble à cette zone située entre le sensoriel et l'affectif, entre le physique et le mental, dont les caractéristiques auraient pu, au contraire, dangereusement se déliter, si elles n'avaient pas été stimulées par ce partage participatif.

Accepter de se mettre à nu

Le compte rendu des phases initiales du traitement que j'ai effectué avec Luisa, et que je viens de rapporter brièvement, tend à transmettre une sensation réitérée de surprise face à la nouveauté et à l'inattendu, que même une personne dans un état aussi grave peut ressentir, en allumant au sein de la relation *une sorte d'éclair lumineux qui donne une épaisseur émotionnelle aux expériences sensorielles* en acte au cours de la rencontre. Mais pour que cela puisse advenir, il faut que chacun accepte – dans le contact en jeu – de se mettre à nu, en enlevant ses propres « capuchons » (comme les capuchons des feutres que Luisa elle-même m'avait invité à enlever !), de manière à pouvoir se montrer « comme une personne vivante, qui a un corps, qui éprouve des sensations et des désirs ; et donc aussi de la peur et de la honte » (selon les termes que Claudio Neri a utilisés lors d'une rencontre sur la vitalité qui a eu lieu à Venise, un an après le décès de Resnik[5]) : cette honte (ou vulnérabilité) qui est « la manifestation du trouble intérieur qui accompagne la plupart des expériences de contact avec des sources de la vitalité ou la vitalité elle-même » (toujours d'après Neri).

Et c'est précisément la répétition participative de ces variations de luminosité qui jette une nouvelle lumière sur l'expérience déjà consolidée : elle nous permet, autrement dit, de re-modeler l'ordre connu et, en prolongeant le contact avec ce

[5] Neri (Claudio), *Aspetti vitali della vergogna* (texte dactylographié inédit d'une relation tenue à Venise le 3 mars 2018).

qui s'est passé, elle nous introduit (en le renforçant) à un *sens vital de continuité, d'attente et d'espérance.* Un sens vital qui peut envisager de situer d'une manière nouvelle ce qui est expérimenté lors des séances et instaurer ainsi lentement de nouvelles capacités d'exploration face à l'inattendu.

C'est ce sens vital de continuité, d'attente et d'espérance que ma fréquentation féconde de Salomon Resnik – que ce soit à Paris ou à Venise – a mis en mouvement au cours de maintes décennies, comme le condense bien, me semble-t-il, un rêve qui a précédé de peu son décès, où je m'apprêtais à aller le saluer à Paris pour la dernière fois.

Dans mon rêve – qui se passait dans le bureau de la maison où j'habitais quand j'étais jeune, avec les bibliothèques qui ont été ensuite réparties entre les membres de la famille – arrivait Salomon pour superviser le cas d'un enfant que je suivais et qui devait passer de trois à quatre séances hebdomadaires (mais qui en réalité n'était pas venu à la nouvelle rencontre prévue). Moi, je cherchais à rassembler les notes éparses du traitement en cours, tandis qu'il intervenait vigoureusement, en me donnant des idées précieuses et en commentant ce que j'étais en train de faire. Puis sont entrés aussi dans la pièce mes deux petits-enfants, auxquels Salomon donna généreusement à manger.

La présence fondatrice de Salomon Resnik (mais aussi son absence, désormais proche !) se réaffirmait donc dans toute sa complexité, même à travers les interrogations douloureuses que je me posais sur le destin de notre relation sans lui (quel pourra être désormais l'avenir de mon dernier quart de vie ?) : il s'appuiera, quoi qu'il en soit, sur un sentiment de fidélité à ma part enfantine et de gratitude émue pour la générosité et la vitalité de ses multiples apports.

Les mots gelés

BIANCA LECHEVALIER

Salomon Resnik raconte dans *Temps des glaciations. Voyage dans le monde de la folie* : « Un jour, une de mes patientes qui pleurait "froidement" avait rêvé que des gouttes comme des larmes tombaient de son congélateur en train de dégivrer[1]. » Avons-nous congelé des larmes depuis sa mort, larmes que les pages de ce recueil nous permettront de laisser couler, sans crainte de l'absence d'un contenant pour les recevoir.

J'avais partagé avec lui, lors d'une supervision au début ses années 1990, le plaisir de la lecture des « Mots gelés », de Rabelais dans *Pantagruel* [2], dans sa richesse poétique et métaphorique. J'avais récemment relu ce texte avec ma fille, professeur de littérature. Resnik, avec sa grande culture, et la citation renouvelée lors de nos rencontres d'auteurs anciens et contemporains, m'avait récité des passages de mémoire[3]. Il m'aidait alors à comprendre un moment de traversée de dégel, dans la cure de mon patient, de ce qu'il appelle « le passage effrayant de l'état d'anesthésie mortelle à celui de brûlante

[1] Resnik (Salomon), *Temps des glaciations. Voyage dans le monde de la folie*, Toulouse, Érès, 1999, p. 158, note 26.

[2] Rabelais, *Pantagruel*, Paris, Garnier, tome II, 1937, p. 166-170.

[3] Resnik (Salomon), *Temps des glaciations. Voyage dans le monde de la folie*, *op. cit.*, p. 118.

vitalité[4] ». Il écrivit quelques lignes avant cette citation : « Le retour à la vie est douloureux et d'anciennes émotions congelées resurgissent[5] » Grâce à la cure analytique et la réceptivité et l'élaboration du contre-transfert, l'indicible peut se transformer en mots.

Voici un passage des « Mots gelés » de Rabelais. Pantagruel dit à ses compagnons banquetant en pleine mer : « Me semble que je oy quelques gens parlans en l'air, je n'y vois toutefois personne [...]. Le pilot fait réponse : "Seigneur, de rien ne vous effrayez. Icy est le confin de la mer glaciale, sur laquelle fut, au commencement de l'hiver dernier passé, grosse et félonne bataille, entre les Arimaspiens et les Nephelibates. Lors gèlent en l'air les paroles et cris des hommes et femmes, les chaplis des masses, les hurtis des harnois... A cette heure la riguer de l'hyver passée, advenante la sérénité et la temperie du bon temps, elles fondent et sont oyes... Tenez, tenez, dist Pantagruel, voyez en cy qui encores ne sont dégelées. Lors nous jetta sur le tillac pleines mains de paroles gelées, et semblaient dragée perlée de diverses couleurs. Nous y visme des motz de gueule, des motz de sinople, des motz d'azur, des motz de sable, des motz dorés... les oyons réalement, mais ne les entendions, car c'estoit langaige barbare[6]. »

Rabelais fait par ailleurs citer par Panurge le passage de la Bible où les Hébreux au mont Sinaï, recevant la Loi, « virent des Voix ». Nous pouvons remarquer que ces voix devinrent écriture.

Je ne vais pas ici faire l'analyse du livre *Temps des glaciations. Voyage dans le monde de la folie*, qui traite du monde de la psychose. Resnik est dans ce texte au plus près de l'expérience psychotique dans l'analyse. Je voudrais souligner certains passages avant de raconter quelques souvenirs de ma rencontre

[4] *Ibid.*, p. 153.

[5] *Ibid.*

[6] *Ibid.*, p. 117-118.

avec lui, et évoquer des patients en référence à sa pensée. Resnik m'a aidé, pendant et après la supervision, pour permettre un meilleur contact intime avec eux, et par la suite pour mon élaboration théorique sur le dégel des enclaves autistiques, et la transmission intergénérationnelle de la destructivité. J'utilisais alors l'approche de l'adhésivité mise en exergue par Frances Tustin[7]. Le dégel pouvait concerner ce qui avait été clivé et projeté dans un espace tridimensionnel, ou ailleurs dans l'adhésivité à des traces sensorielles non advenues à la polysémie de la symbolisation.

Je veux d'emblée souligner l'importance donnée par Resnik au corps, aux messages non verbaux et leur action intersubjective. Il est proche, avec une approche personnelle, de ce que León Grinberg nous a enseigné de la communication non verbale dans la contre-identification projective[8]. La contre-identification projective pousse l'analyste à agir sous le contrôle omnipotent de son patient. Celui-ci lui envoie des messages venant de l'expression corporelle. Resnik insiste sur le climat affectif qui accompagne la dépression du patient dans le champ analytique. Remarquez avec cette expression de « champ », la pensée des auteurs du Rio de La Plata tels Madeleine et Willy Baranger[9]. Cette pensée accompagne l'approche clinico-théorique de Resnik. La dépression psychotique est froide, parfois glaciale, à l'opposé, dit-il, de l'atmosphère « bouillante d'angoisse et de chaleur chez le patient névrotique ». Sur le bateau de Rabelais, les deux aspects peuvent s'intriquer et se confondre. Je pense que, lors du dégel, des

[7] Tustin (Frances), *Les États autistiques chez l'enfant*, Paris, Seuil, 1986.

[8] Grinberg (León). « Psicopatología de la identificación y de la contraidentificación proyectivas y de la contratransferencia », in *Revista de Psicoanalisis* 20, 1963.

[9] Baranger (Madeleine et Willy), « La situation analítica como campo dinámico », in *Problemas del campo analítico*, Buenos Aires, Kargieman, 1969 ; tr. fr., *Revue française de psychanalyse*,6, 1985, p. 1543-1571.

éléments pulsionnels du début de la vie, n'ayant pas accédé à la symbolisation, rencontrent, avec la levée du clivage, ce qui était en jeu de la problématique de la partie du patient ayant accédé à la névrotisation et la sexualité génitale. Un de mes analysants, Cham, fit un rêve pouvant illustrer ce paradoxe : Cham m'apprenait mon métier avec un rêve. Resnik insiste sur le rôle d'enseignant de nos patients.

Un rêve de dégivrage[10]

Cham, adulte aux antécédents d'anorexie et de troubles digestifs à l'adolescence, exerce un métier de haut niveau intellectuel. À l'âge adulte, une maladie de Crohn est diagnostiquée lors de sa cure analytique (d'abord en face à face puis sur le divan, à trois et quatre séances par semaine). Il rêve, après cet épisode, d'un chauffe-eau paradoxal. Son songe pourrait être considéré comme un rêve panoramique de son analyse. Il s'y voit dans un premier appartement où il se perçoit comme un bébé enfermé dans un camp de concentration. Il doit déménager dans un second où il y a davantage d'espace. Un travail de retrouvailles dans ce déménagement concerne un sac perdu et un chauffe-eau endommagé. Alors qu'il doit chauffer, ce chauffe-eau est gelé. On dirait un frigidaire. Le réparateur qui me représente comme le père dans le transfert a fait faillite. Il a dû déménager à Montreuil, près de Paris. « Monte sur mon cul, tu verras mon œil », commentera-t-il. Ce qui évoque la nostalgie du face-à-face. Il ajoute que le réparateur ne doit plus endommager les spirales de cet appareil avec son couteau en le « dégivrant ». « On m'a toujours accusé d'être un froid intellectuel, sans sentiments », ajoute-t-il. « Ce n'est pas vrai, c'est comme le chauffe-eau bouillant à l'intérieur, gelé à l'extérieur. Il faut dégeler doucement les spirales. » Je rappellerai à Cham

[10] Lechevalier (Bianca), *Le Souffle de l'existence*, Paris, In Press, 2016, p. 91-93.

le sac abîmé, enveloppe féminine, que nous avions déjà évoqué dans sa cure, enveloppe contenant ses pensées chargées d'émotions, avec leur dédale de spirales, et aussi enveloppe du sac intestinal. Les épisodes d'anorexie et d'isolement de son adolescence avaient semblé aboutir à un rétrécissement de son espace corporel et psychique comme une peau de chagrin. Le père de Cham avait subi, pendant la Seconde Guerre mondiale, des expérimentations nazies. On lui faisait avaler de l'acide chlorhydrique et du verre pilé. Après la guerre, il avait souffert d'un ulcère gastrique perforé. D'après la mère de Cham, le père, jaloux du bébé, ne supportait pas qu'elle allaite son fils. La fin de l'analyse s'effectuera en face à face.

Je fus en supervision avec Resnik entre 1990 et 1994, une période contemporaine avec une deuxième expérience analytique avec Joyce McDougall.

Nous souhaitions, avec Albert Namer, nous écouter réciproquement avec un superviseur. Après avoir hésité, avec un autre grand nom de la psychanalyse française, notre choix se porta sur Resnik. Nous voulions éviter le prestige et l'arrogance. Il nous recevait, rue Bonaparte, entre deux patients, de façon très chaleureuse. Il allait réchauffer une tasse de café et commençait souvent avec des souvenirs : son expérience à Sainte-Anne avec Daumezon, Londres avec Bion et Herbert Rosenfeld, William R. D. Fairbairn ; ses maîtres argentins dont Enrique Pichon-Rivière. Albert Namer en avait connu certains d'entre eux dans son parcours analytique. Souvent, il me donna des photocopies d'articles de ces auteurs ou de numéros de revues de la Société britannique. Pour poser l'indication de la cure de mon patient, il insista sur la rigueur sémiologique de mon observation. Nous étions à une époque où nous avions tendance à refuser une classification psychiatrique. Resnik insistait sur la nécessité de l'utiliser dans une première approche ; ce qui n'empêcherait pas ensuite, dans le processus de la cure, de se plonger dans l'indicible des affects non advenus aux souvenirs chargés d'émotions.

De même, c'est pas à pas que nous devions apprendre à l'analysant son métier de patient, tissant ses associations grâce aux liens du *Pont paternel*, introduit par Resnik. En référence à Bion, il nous montrait le jeu conflictuel intrapsychique entre les parties clivées, gelées et projetées dans le voyage analytique. Resnik[11] insiste sur la fonction paternelle de « pont », permettant de sortir de la fusion maternelle, sans tomber dans le gouffre sans fond de la dépression primaire. James S. Grotstein[12], citant Bion, remarque le fait que « devenir l'objet » ne doit pas se confondre avec la fusion avec l'objet. Pour Bion, dit-il, « devenir est la situation clinique dans laquelle l'analyste en état de rêverie, se rend réceptif aux communications émotionnelles du patient tout en se maintenant, sur le plan sensitif, dans un contact infiniment minutieux avec son Soi ». Grotstein parle alors de résonance entre les deux inconscients. J'ai utilisé dans certains écrits la métaphore de l'éventail du contre-transfert. Les ponts établis par les pliures de l'éventail du contre-transfert permettent ce devenir l'objet en évitant la fusion. Nous pouvons aussi utiliser ces pliures-ponts comme des ponts-levis pour ne pas être envahis par trop de foule.

Baptiste, mon patient supervisé par Salomon Resnik

Dans son rêve, il voyage dans un train en Union soviétique. Je pense que cette union concerne notre voyage analytique. Le paysage est monotone. Baptiste profite d'un arrêt pour changer de compartiment. Il va dans celui de derrière. À sa grande surprise, ce compartiment est bondé de voyageurs. Il y a une grande excitation dans la promiscuité. Il retourne alors dans

[11] Resnik (Salomon), *Biographie de l'Inconscient*, Paris, Dunod, 2006.

[12] Grotstein (James, S.), (2007), *Un rayon d'intense obscurité*, Paris, Ithaque, 2016, p. 395.

le compartiment de devant. À sa grande surprise de nouveau, un certain nombre de voyageurs du compartiment de derrière l'a accompagné. Les arrêts représentent les interruptions du processus. Nous voyons, avec ces images métaphoriques, l'identification projective dans l'espace psychique de l'analyste derrière, et la réintrojection dans l'espace psychique de Baptiste de ce qui était projeté, enrichi par le travail du contre-transfert, élaborant l'excitation émotionnelle, et donnant figure aux personnages projetés.

Véronique, l'accès à l'empathie dans le dégel au seuil de la position dépressive

Avec Véronique, ancienne autiste, nous sommes au cœur de l'empathie dans le dégel, et de la rencontre émotionnelle dans l'analyse. Une ancienne autiste accède à l'adolescence à sa féminité différenciée ; à l'empathie, en pouvant s'identifier aux émotions de son analyste. Véronique, âgée de 12 ans, est en psychothérapie avec moi, trois fois par semaine depuis l'âge de neuf ans. J'ai relaté ailleurs[13] son histoire détaillée. Un rêve angoissant survient. Elle met en scène le dégel de ses émotions et l'accès à la perception de l'espace psychique et de la souffrance de l'objet. Elle se réveille avec le sentiment qu'elle est inondée d'eau. Dans son rêve, un bloc de glace fondait autour de sa tête qui s'y trouvait enserrée. L'eau dégoulinait sur son visage, noyant ses yeux. Sa surveillante algérienne du collège, Nadia, la regardait pleine de compassion. Véronique était bouleversée, car elle ne voulait pas la faire souffrir avec sa détresse. La douleur de Nadia était déjà si grande avec le drame algérien ! Véronique souffrait de la compassion qu'elle provoquait dans le contre-transfert. La surveillante me représentait, comme elle

[13] Lechevalier (Bianca), « Affects, somatisation et dégel autistique », in *Journal de la psychanalyse de l'enfant* 29, Paris, Bayard, 2001, p. 275-305.

pouvait aussi représenter sa mère chez qui on venait de découvrir un cancer du sein, et pour qui elle avait manifesté une indifférence apparente, la remplaçant avec plaisir en cuisinant pour son père. (Je pense de plus en plus avec l'expérience d'autres cas, que le dégel de la défusion peut favoriser une somatisation grave chez le parent qui n'a pas pu élaborer cette séparation dans une thérapie conjointe.) Le dégel des émotions de Véronique peut laisser supposer qu'elle est au seuil de la position dépressive, au cœur du drame œdipien.

Je suis reconnaissante à Dominique Guillemare-Alzieu de m'avoir fait découvrir, lors de la discussion de ma conférence pour le Groupe lyonnais de la SPP, en juin 2017, ce passage d'*Orlando* de Virginia Woolf : « Le grand gel, nous disent les historiens, fut le plus sévère que nos îles eussent jamais connu, les oiseaux gelaient en plein vol et tombaient au sol comme pierres. À Norwich, une jeune paysanne robuste et pleine d'allant comme à son ordinaire entreprit de traverser la route et les témoins la virent distinctement s'effriter et s'envoler en un petit nuage par-dessus les toits, quand la bise glaciale la frappa au coin de la rue. » Elle évoque également une vieille marchande prise dans la glace qui pourrait donner l'illusion de vie « sans le bleuté des lèvres qui laissait entrevoir la vérité ». Il ne savait pas si elle évoquait pour lui « un son, un goût, une vision ou les trois à la fois, sensations simples, au goût de l'enfance mais également extrêmement fortes[14] ».

Nous voici au contact de la sensorialité chère à Resnik, comme à Donald Meltzer. Et nous sommes dans un paysage d'îles (enclaves autistiques ?).

« Soudain, un coup l'atteignit au visage ; un coup en douceur dont il sentit tout le poids, malgré tout, sur sa joue. Il reçut une demi-douzaine de soufflets semblables sur le front et sur

[14] Virginia Woolf, *Orlando* (1928), Paris, Gallimard, coll. Folio, 2018, p. 50-51.

les joues… C'étaient des gouttes de pluie[15]. » La pluie, les pleurs qui peuvent se répandre dans le dégel des émotions de la dépression. « C'était comme si une source sulfureuse avait jailli des profondeurs volcaniques en déchirant la glace en deux… Tout n'était que chaos et confusion… mais le plus affreux, ce qui inspirait le plus de terreur, c'était la vue des êtres humains, pris au piège durant la nuit, dans un état d'épouvante extrême[16]. »

Nous trouvons avec ce texte une représentation métaphorique de ce que Resnik nous montre de la coexistence dans le dégel du glacial et du brûlant pulsionnel, émergeant dans un chaos qui n'a pas accédé à la pensée symbolisante. L'épouvante en est la conséquence dans ce vécu cataclysmique.

Resnik, en continuité avec la pensée de Bion, parle d'un tournant catastrophique dans la dynamique de la cure[17]. Ce point critique dans la vie du transfert peut conduire à un changement fondamental, grâce au travail du contre-transfert.

J'ai parlé pour ma part de l'éventail bisexuel du contre-transfert, féminin contenant quand il se déploie, phallique quand il est plié. Mais aussi, nous pouvons voir, dans ses pliures, les ponts paternels intrapsychiques chers à Resnik.

Avec ces images, je voudrais remercier Salomon Resnik pour ce pont vers l'avenir qu'il nous a proposé, dans sa confiance dans la créativité de la rencontre dans les profondeurs de l'inconscient, à l'abri d'un jugement surmoïque qui risque de pétrifier la vivacité de la vie. Il écrivait : « La vie est un itinéraire inattendu sur la scène du monde[18]. » Continuons

---

[15] *Ibid.*

[16] *Ibid.*

[17] Resnik (Salomon), *Le Temps des glaciations. Voyage dans le monde de la folie*, *op. cit.*, p. 132.

[18] *Ibid.*, p. 171.

cet itinéraire qu'il nous a ouvert. Pour conclure, je vais citer un passage du Psaume 147 de la Bible, qui témoigne de la force existentielle de la parole faisant fondre le gel :

> « Il envoie sa glace par morceaux ;
> « à sa froidure, qui peut tenir ?
> « Il envoie sa parole et fait fondre
> « il souffle son vent, les eaux coulent…[19] »

[19] Bible de Jérusalem, psaume 147, 1955, p. 939.

Une pensée ouverte et féconde : l'exemple de la fonction paternelle

ALBERT CICCONE

Je voudrais d'abord dire le plaisir que j'ai à enseigner et transmettre la pensée de Salomon Resnik à l'université. Il fait partie des auteurs incontournables pour moi, dont les ouvrages sont dans toutes les bibliographies que je distribue aux étudiants, à côté notamment de ceux de Wilfred R. Bion, Herbert A. Rosenfeld, Donald Meltzer… et d'autres.

Je ne sais pas si nous sommes nombreux à le faire (déjà, enseigner et transmettre à l'université la pensée psychanalytique, cela devient rare et cela le sera de plus en plus). Pourtant, sa pensée est d'une fécondité exceptionnelle pour la pratique comme pour la théorie psychanalytiques.

Je me souviens de la première fois où je l'ai entendu. C'était lors d'un congrès à Caen, j'étais étudiant. Une personne à côté de moi disait : « Quand on écoute Resnik penser, il nous rend intelligent. » Je crois en effet qu'il avait cette qualité rare de rendre intelligents ceux qui l'écoutaient – et ceux qui le lisent –, de communiquer sa créativité.

Horacio Etchegoyen écrivait, dans sa préface à *Personne et Psychose*[1], qu'il était l'un des psychanalystes au monde les plus

[1] Etchegoyen (Horacio), Préface, in Resnik (Salomon), *Personne et Psychose. Études sur le langage du corps*, nouvelle édition augmentée, Larmor-Plage, Éditions du Hublot, 1999, p. 9-13.

originaux et les plus féconds de notre époque. On peut signaler son immense culture – littéraire, philosophique, phénoménologique, linguistique – ainsi que sa très grande connaissance à la fois de la psychiatrie et de la psychanalyse. On peut dire aussi qu'il était un véritable psychanalyste « international ».

Il est impossible de résumer son immense apport, à la fois quant à la conception de la pratique analytique, et quant à la compréhension des processus psychotiques, et plus largement la compréhension du fonctionnement et du développement mental.

Je vais juste signaler quelques notions ou points de vue qui sont pour moi très précieux et extrêmement utiles, et je soulignerai tout particulièrement l'une des notions qui accompagne mon propre travail clinique, comme mon travail d'enseignant ou de formateur, mais j'aurais pu en choisir de nombreuses autres. Le but est essentiellement de montrer combien la pensée de Salomon Resnik est ouverte, féconde, et peut stimuler la créativité.

La psychanalyse comme art ou artisanat

Rappelons par exemple sa façon de considérer la psychanalyse comme un art, un artisanat, et ce qu'il disait du style de l'analyste, de la rencontre entre patient et analyste : « Le travail analytique devient créateur lorsque, au-delà de toute technique "pré-écrite" ou prescrite, on arrive à introduire un art, un artisanat personnel[2]. »

Resnik était un véritable artisan de la psychanalyse. L'espace analytique est un « atelier », disait-il – rejoignant par là les propos d'un Donald Meltzer[3]. Meltzer qui, comme Wilfred R.

---

[2] Resnik (Salomon), *Le Temps des glaciations. Voyage dans le monde de la folie,* Toulouse, Érès, 1999, p. 172.

[3] Meltzer (Donald), « À propos d'un système d'atelier », trad. fr., in *Revue du Collège de psychanalystes,* 1971, n° 48, *La Psychanalyse et son establishment,* hiver 93-94, Paris, Centre national du livre, p. 99-102.

Bion[4], considérait aussi la pratique psychanalytique comme artistique, poétique[5].

Dans sa conception de la pratique analytique, il insistait (tout comme Bion[6]) sur l'importance de l'authenticité, de la sincérité de l'analyste, et soulignait combien le style propre, naturel, est une contribution essentielle à la cure, alors que l'imitation d'un style qui n'est pas le sien est toxique et iatrogène[7]. C'est là une position fondamentalement psychanalytique et antidoctrinale.

Resnik (tout comme Bion[8]) mettait en exergue la rencontre qui spécifie la situation psychanalytique : « Il n'y a pas de sémiologie ou de psychanalyse du patient, mais une sémiologie et une psychanalyse de la rencontre[9]. » Un de ses ouvrages s'intitule d'ailleurs *Sémiologie de la rencontre* [10]. Il décrivait cette rencontre, par exemple, en énonçant que dans la situation psychanalytique « deux rêves se regardent et se contemplent », celui du patient et celui du psychanalyste[11].

---

[4] Bion (Wilfred R.), *Entretiens psychanalytiques* (1974-1977), trad. fr., Paris, Gallimard, 1980.

[5] Meltzer (Donald), *Le Monde vivant du rêve* (1984), trad. fr., Lyon, Césura Lyon Édition, 1993 ; *Études pour une métapsychologie élargie* (1986), trad. fr., Larmor-Plage, Édition du Hublot, 2006 ; avec Harris Williams M., *L'Appréhension de la beauté. Le rôle du conflit esthétique dans le développement psychique, la violence, l'art* (1988), trad. fr., Larmor-Plage, Éditions du Hublot, 2000.

[6] Bion (Wilfred R.), *Séminaires italiens. Bion à Rome* (1983), trad. fr., Paris, In Press, 2005.

[7] Resnik (Salomon), *Le Temps des glaciations. Voyage dans le monde de la folie, op. cit.* ; *Culture, fantasme et folie. Rencontre avec Salomon Resnik*, proposé par Pierre Delion, Toulouse, Érès, 2005.

[8] Bion (Wilfred R.), « Césure » (1975), trad. fr., in *Entretiens psychanalytiques*, Paris, Gallimard, 1980, p. 241-259.

[9] Resnik (Salomon), *Le Temps des glaciations. Voyage dans le monde de la folie, op. cit.*, p. 87.

[10] Resnik (Salomon) *et al.*, *Semiologia dell'incontro*, Rome, Il pensiero scientifico, 1982.

[11] Resnik (Salomon), *La Mise en scène du rêve*, trad. fr., Paris, Payot, 1984, p. 223.

Il employait ainsi la notion de « double transfert », qu'il préférait aux termes de « transfert » et « contre-transfert »[12]. Le transfert est toujours double : du patient vers l'analyste et réciproquement.

Il parlait aussi du « double métier » de patient et d'analyste. Non seulement l'analyste apprend du patient comme le patient apprend de l'analyste, mais le psychanalyste ne peut comprendre le patient que de « patient à patient », disait-il, tout en exerçant sa responsabilité d'analyste. Il ne faut donc jamais oublier son métier de patient.

Le transfert ludique

Toujours à propos du transfert, Resnik[13] parlait de « transfert ludique », et montrait comment le travail thérapeutique consiste à transformer un transfert délirant en transfert ludique, comme le disait aussi Herbert A. Rosenfeld[14]. Et cela suppose pour le thérapeute de pouvoir toujours jouer, d'être suffisamment en contact avec son moi infantile.

Resnik insistait ainsi sur la nécessité de mettre du « jeu » dans le travail analytique. Lorsqu'un patient rationalise à outrance (comme dans les états psychotiques), réveiller le sens de l'humour est un pas en avant dans le processus thérapeutique et dans le mouvement de réhumanisation. Les interprétations mécaniques ou intellectuelles sont toujours dangereuses, car ce que le patient introjecte est l'aspect mécanique ou intellectuel. Le langage de l'analyste peut devenir « un langage ar-

---

[12] *Ibid.* ; *L'Expérience psychotique*, trad. fr., Lyon, Césura Lyon Édition, 1986 ; *Espace mental,* trad. fr., Toulouse, Érès, 1994 ; *Culture, fantasme et folie. Rencontre avec Salomon Resnik, op. cit.*

[13] Resnik (Salomon), *Le Monde vivant du rêve* (1984), *op. cit.* ; *Espace mental* (1994), *op. cit.* ; *Le Temps des glaciations. Voyage dans le monde de la folie,* (1999), *op. cit.* ; *Culture, fantasme et folie. Rencontre avec Salomon Resnik* (2005), *op. cit.*

[14] Rosenfeld (Herbert A.), *Impasse et Interprétation* (1987), trad. fr., Paris, PUF, 1990.

tificiel et dissociatif s'il n'y a pas un sens plastique et ludique[15] ». L'analyste doit maintenir le contact avec son « moi ludique » pour aller « à la rencontre du moi ludique du patient qui est parfois coarcté, congelé ou ailleurs[16] ». La capacité pour l'analyste à entrer dans le jeu et la possibilité d'un échange ludique et créatif dépendent de la tolérance de l'analyste à se retrouver dans une situation d'enfant à enfant plus que d'analyste à patient. Cela suppose qu'il soit en contact avec son moi infantile, et avec le moi infantile du patient qui, même dans un état de crise grave, n'a pas oublié de jouer, rappelait Resnik[17].

Le jeu concerne la relation transférentielle tout comme la relation du soignant à la théorie qui, sans jeu, devient rapidement une idéologie ou un système de croyance. « Comme le poète, le psychanalyste inspiré joue avec ses idées pour donner vie à ses propres métaphores qui sont à la base de ses hypothèses interprétatives[18]. »

Le transfert ludique, ou l'apparition du ludique dans le transfert, est ainsi un signe de bon fonctionnement du processus de soin psychique.

Resnik parlait aussi du « climat » de la rencontre, de « climat sensoriel », et développait ainsi la conception d'une véritable « écologie du transfert ». « L'atmosphère d'une séance est une réalité corporelle, respiratoire et linguistique qui parle pour celui qui l'écoute ou la sent : la relation des sens est essentielle. La manière de respirer, de parler et d'intervenir conditionne l'écologie du transfert. Des séances peuvent être soit respirables soit irrespirables, et des réalités tolérables ou intolérables. On parle alors de pollution du transfert[19]. »

---

[15] Resnik (Salomon), *La Mise en scène du rêve* (1984), *op. cit.*, p. 54.

[16] Resnik (Salomon), *Espace mental* (1994), *op. cit.*, p. 38.

[17] Resnik (Salomon), *Culture, fantasme et folie. Rencontre avec Salomon Resnik* (2005), *op. cit.*, p. 70.

[18] *Ibid.*, p. 73.

[19] Resnik (Salomon), « La réalité du délire » (2004), in Chouvier et Roussillon (dir.), *La Réalité psychique*, Paris, Dunod (p. 89-96), p. 92.

La psychose, le délire et le corps

Les conceptions de Salomon Resnik sur la psychose sont évidemment particulièrement éclairantes : la psychose comme « congélation » des expériences vivantes, des émotions, des affects ; le délire comme « expansion ou gonflement mégalomaniaque » du moi ou d'une partie du moi, qui engloutit le monde. Le psychotique « rêve continuellement le réel, sans pouvoir se réveiller[20] », disait-il. Et il respectait de manière remarquable le délire.

Il accordait une attention aussi toute particulière à la sensorialité et au corps en général, dans la psychose, à l'espace du corps tout comme à l'espace mental[21]. Il rendait compte, par exemple, de façon remarquable – dans le travail avec des patients psychotiques – de la manière dont on peut utiliser le « discours » corporel, gestuel, non verbal, comme matériel repris dans les formulations et interprétations données au patient. Il décrivait, autre exemple, les « projections internes dans le corps », pour figurer les identifications projectives et leurs transformations dans la réalité du corps.

Les parents combinés, la fonction paternelle

Je vais terminer cette liste, loin d'être exhaustive, par le point que je souhaitais développer un peu plus, et que je considère comme fondamental, comme d'autres aspects de sa pensée : il s'agit de sa conception de la fonction paternelle.

---

[20] Resnik (Salomon), *Le Temps des glaciations. Voyage dans le monde de la folie*, *op. cit.*, p. 73.

[21] Resnik (Salomon), *Personne et Psychose. Études sur le langage du corps*, Paris, Payot, 1973 ; *L'Expérience psychotique* (1986), *op. cit.* ; *Espace mental* (1994), *op. cit.* ; *Personne et Psychose. Études sur le langage du corps*, nouvelle édition augmentée, Larmor-Plage, Éditions du Hublot, 1999.

Une fonction « pont »

La fonction paternelle, dans la psychanalyse classique, est souvent présentée comme se résumant à séparer (la mère et le bébé), interdire (l'inceste), dire la loi, castrer. Mais on peut dire que, bien avant de séparer, le père réunit la mère et le bébé, il assure les conditions de la rencontre, du lien. Et Resnik décrivait ce qu'il appelait la « fonction pont » du père : un pont sépare et réunit en même temps. La première expérience de l'espace est celle d'une « fissure dans le chaos originaire », disait-il (communication personnelle). La première séparation ou fêlure de la situation symétrique originaire produit un « abîme » dans lequel le sujet ou le futur sujet peut chuter, et provoque une « triade » : l'un (le moi), l'abîme ou la fissure, et l'autre (l'objet)[22]. Le pont paternel permet de rejoindre la rive au-delà de la fissure, permet de rejoindre l'objet en traversant l'espace, permet de passer de la fusion ou de la confusion à l'identité sans tomber dans le gouffre de la séparation. La fonction paternelle est une fonction qui réunit – qui sépare et réunit en même temps. Et Resnik employait l'expression paradoxale de « triangle linéaire » pour décrire cette figuration première, primitive de la tiercéité, antérieure au triangle œdipien ou pré-œdipien. Il comparait ainsi la fonction paternelle à la ficelle dans le « jeu de la bobine[23] ». La ficelle est le lien, le pont, qui traverse l'abysse de la séparation, et qui permet la continuité du jeu entre perdre et retrouver l'objet maternel[24].

---

[22] Resnik (Salomon), *Espace mental* (1994), *op. cit.*, p. 114 ; *Culture, fantasme et folie. Rencontre avec Salomon Resnik* (2005), *op. cit.*, p. 50.

[23] Freud (Sigmund), « Au-delà du principe de plaisir » (1920), trad. fr., in *Essais de psychanalyse*, Paris, Payot, 1985, p. 41-115.

[24] Resnik (Salomon), *Culture, fantasme et folie. Rencontre avec Salomon Resnik* (2005), *op. cit.*, p. 66-67.

Il y a là une conception révolutionnaire nécessaire dans la théorie psychanalytique qui fait encore bien souvent l'éloge d'une représentation obsolète de la fonction paternelle.

La fonction paternelle permet à la mère et au bébé de se rejoindre, de communiquer, elle est gardienne de l'espace de rencontre, du lien nourricier, de l'espace où la mère nourrit le bébé.

Voyons une très brève observation dans une clinique « ordinaire » : M. et Mme P. consultent avec leur bébé de 6 mois, Alexis, qui refuse de s'alimenter depuis une dizaine de jours. Après quelques séances où sont quelque peu élaborés les enjeux du nourrissage, la place d'Alexis dans l'histoire de ses parents, et le travail toxique d'une imago grand-maternelle (celle de la mère de Mme P.), imago impitoyable, tyrannique, exigeant la perfection, empêchant la mère d'être en contact avec les besoins de son bébé et la conduisant à intruser son corps, en le forçant à manger, la tension s'apaise et Alexis se remet à s'alimenter. Arrive alors une séance où sont présents les deux parents et Alexis, et où Alexis manifestera sa faim. Les parents le nourriront, et cette séance mettra en évidence le rôle essentiel qu'a joué le père dans l'amélioration de la situation.

Alexis est installé sur un petit siège en forme de transat. La mère est à sa droite, et le père à droite de la mère. À un moment de l'entretien, Alexis s'agite, regarde intensément la mère et mord ses doigts. Mme P. dit qu'il a faim et propose de lui donner un petit pot de compote qu'elle sort de son sac. Pendant qu'elle le nourrit, à la cuillère, j'observe Alexis agiter violemment ses membres dès que la cuillère s'éloigne, il ne se calme que le temps où la cuillère est en bouche. La mère dit quelque chose sur un ton témoignant qu'elle réprime l'agacement qu'elle sent monter en elle face à cette gesticulation.

Par ailleurs, Alexis ne quitte pas son père du regard pendant tout le nourrissage. Lorsque la cuillère et la main de la mère s'interposent entre Alexis et le visage du père, Alexis se contorsionne pour retrouver le contact avec le visage du père. Le père s'aperçoit de l'effort que déploie Alexis – qui est tel que, par moments, il rejette la cuillère – et se penche en avant pour qu'Alexis puisse le voir, tout en lui parlant de cette compote qui doit être délicieuse, etc. Après plusieurs cuillerées ainsi encouragées, le père prend Alexis sur ses genoux, dos contre ventre, tout en continuant de commenter la scène, et le repas se termine calmement avec un échange ludique entre Alexis et sa mère.

On voit la place que prend le père dans ce lien mère-bébé en détresse, et le travail de soin qu'il effectue. Entre la mère et le bébé, il y a la grand-mère maternelle, ou plutôt son imago. Telle une présence fantomatique persécutoire, cette imago accuse, écrase, disqualifie, empêche la mère d'être mère.

Alexis se débat avec des éprouvés de perte que le départ de la cuillère vient mobiliser. Son agitation, sa gesticulation montrent qu'il éloigne ces éprouvés, comptant sur un autre pour le contenir. La mère ne peut rejoindre suffisamment le bébé dans cette expérience, ses propres éprouvés de détresse étant sans doute peu consolés en elle-même.

Mais mère et bébé ont trouvé dans le père un pont pour se rejoindre, sans doute en partie grâce à l'appui du dispositif thérapeutique et du travail psychanalytique qui s'y est effectué. La mère a pu traverser l'espace occupé non par un manque mais par une présence persécutoire (celle de l'imago de sa propre mère), elle a pu apaiser ses fantômes et trouver du ludique dans le lien au bébé. Et le bébé a pu trouver, dans le contact par le regard, la continuité qui lui faisait défaut dans la bouche et qui ne pouvait s'organiser pleinement dans l'attention maternelle. Le contact corps à corps, la présence sécurisante du père dans le dos (donnant un tonus au dos) ont ensuite libéré le regard de sa fonction d'attache et permis, pour le bébé aussi, l'ouverture d'un espace ludique dans le lien à ses objets.

Notons que si le père a pris cette place, c'est aussi le bébé qui l'y a mis, qui l'a sollicité, qui a développé un effort et fait tout un travail pour inviter le père à s'introduire dans la scène, à entrer dans l'interaction. On voit la part active du bébé.

On a là, il me semble, un exemple paradigmatique du travail de la fonction paternelle.

Cette métaphore de la fonction paternelle comme « fonction pont » rejoint celle de Bion[25] au sujet de ce qu'il appelait la « césure », qui désigne un écart, une fissure, un espace qui possède des fonctions à la fois de séparation et de communication. La césure sépare deux zones psychiques, deux régions de la personnalité, deux modes de fonctionnement, et la traversée de cette zone comporte une menace de changement catastrophique, qui peut aller soit dans le sens de la croissance, soit dans le sens de la destruction. La césure est l'une des figures du point de contact entre les différentes parties de la personnalité, entre les différents temps historiques d'une expérience, mais aussi l'une des figures de l'intersubjectivité, lieu de déploiement des processus de croissance, des processus de développement psychique.

Lieu de séparation et de contact, la césure est la proie de turbulences émotionnelles que le moi devra contenir, organiser, et la fonction paternelle est l'un des agents de cette organisation.

Assurer une continuité

On dit souvent que le père est en position de tiers, il sépare, crée un écart… Il introduit donc une discontinuité dans l'expérience du lien à la mère, du lien au monde. Je propose une métaphore inverse, en cohérence avec ce qui précède et déjà figurée par l'idée que la fonction paternelle est d'abord une fonction « pont », qui sépare mais surtout réunit. J'ajouterai que la fonction paternelle est celle qui assure une continuité,

---

[25] Bion (Wilfred R.), « Césure » (1975), *op. cit.*

une permanence, face aux expériences incontournables de discontinuité que fait tout bébé.

Le bébé est inévitablement soumis à des expériences de discontinuité, de présence/absence... Et celles-ci ne sont tolérables, maturatives, que si elles émergent d'un fond de continuité permanente. La discontinuité n'est maturative que sur un fond de continuité. Et le bébé cherchera toujours à réparer ces expériences de discontinuité, d'autant plus si la continuité de base, la sécurité de base, le sentiment d'existence de base n'est pas sécure. On l'a très bien vu plus haut avec l'exemple d'Alexis, qui cherche la continuité dans le regard au père.

Dans ces expériences de discontinuité, le bébé va faire très tôt des efforts, va faire tout un travail pour retrouver le lien, retrouver le contact avec le parent, la mère, chercher des indices de la présence maternelle lorsque celle-ci s'absente. Le clinicien, l'observateur, ou le praticien à domicile, sera parfois celui qui garantira la continuité : le bébé va par exemple s'agripper des yeux à l'observateur présent, même si la mère est là.

L'assurance de la continuité, de la permanence, du fond de continuité face aux expériences inévitables de discontinuité peut être considérée comme un aspect de la fonction paternelle.

Une fonction psychique

La fonction paternelle, tout comme la fonction maternelle, est une fonction psychique. Et ces fonctions psychiques ne se superposent pas avec les rôles sociaux de père ou de mère, elles se déploient en chacun, au sein de la bisexualité psychique.

Resnik décrivait précisément les « parents combinés bons[26] », objet interne qui articule les fonctions maternelles, figurées par l'horizontalité, la réceptivité, la contenance, et les fonctions

[26] Resnik (Salomon), *L'Expérience psychotique* (1986), *op. cit.* ; *Espace mental* (1994), *op. cit.* ; *Le Temps des glaciations. Voyage dans le monde de la folie* (1999), *op. cit.*

paternelles, figurées par la verticalité, la fermeté. La notion de parents combinés vient de Melanie Klein[27], et désignait chez elle une figure persécutrice représentant les parents unis dans une relation sexuelle confusionnante et dévastatrice. Mais la notion de parents combinés bons rend compte de l'alliance harmonieuse des fonctions maternelles, qui contiennent l'expérience, et des fonctions paternelles, qui la structurent, la coordonnent, l'organisent.

Et on peut dire que les fonctions maternelle et paternelle, les parents combinés bons, dans leurs aspects les plus archaïques, s'intériorisent au sein du tonus corporel. Le tonus, d'une certaine manière, articule des qualités de fermeté, paternelles, et des qualités de malléabilité, maternelles.

Pour se sentir en sécurité, il faut intérioriser la tenue des bras parentaux (le *holding*), avec l'enveloppement, qui représente l'aspect maternel et permet de sentir son corps rassemblé, et la fermeté des bras, qui représente l'aspect paternel et qui soutient et permet de ne pas tomber. Il faut intérioriser, articuler, la « fermeture maternelle » et la « fermeté paternelle ».

On peut dire aussi que se tenir, se mettre debout pour avancer dans le monde, suppose d'intérioriser une colonne vertébrale, paternelle, qui donne un appui et une sécurité à l'expérience d'avancer dans le monde, et une enveloppe, maternelle, malléable, pour s'adapter, s'ajuster, amortir la rencontre avec le monde.

Une manœuvre auto-érotique de certains bébés peut illustrer cette articulation des pôles de la bisexualité psychique et

---

[27] Klein (Melanie), *La Psychanalyse des enfants* (1932), trad. fr., Paris, PUF, 1986 ; Klein M. *Essais de psychanalyse* (1950), trad. fr., Paris, Payot, 1984 ; « Quelques conclusions théoriques au sujet de la vie émotionnelle des bébés » (1952), trad. fr., in Klein (Melanie) *et al.*, *Développements de la psychanalyse*, Paris, PUF, 1980, p. 187-222 ; « Envie et gratitude » (1957), trad. fr., in *Envie et Gratitude, et Autres Essais*, Paris, Gallimard, 1984, p. 11-93 ; *Psychanalyse d'un enfant* (1961), trad. fr., Paris, Tchou, 1973.

des fonctions paternelles et maternelles internes, dans leur aspect le plus primaire : certains enfants sucent leur pouce de cette manière particulière qui consiste à appuyer fortement le pouce contre le palais et l'arrière de l'arcade dentaire, à appuyer l'index contre l'arête du nez, et à caresser la lèvre supérieure avec le majeur. Ils forment ainsi une pince sur l'arcade dentaire et l'arête du nez.

Dans ce mode de suçotement, on peut considérer l'arcade dentaire et l'arête du nez comme des lieux de projection intra-corporelle du dos et de la colonne vertébrale ferme. La pince formée par le pouce et l'index représente ainsi un aspect tonique de la fonction paternelle. Et la lèvre caressée représente, quant à elle, le mou et le sensible de la communication, du lien, que l'on peut considérer comme un aspect de la fonction maternelle. Le lien, le contact maternel sensible et communicant, doit être encadré par du ferme, articulé à du paternel pour que l'expérience soit coordonnée, sécurisante, identifiable et assimilable par le moi.

Le tonus peut ainsi être considéré comme un lieu ou une fonction dans laquelle s'intègrent les aspects les plus corporels et les plus archaïques des fonctions psychiques paternelles et maternelles, et dans laquelle s'articulent ces fonctions internes, ces parents harmonieusement combinés.

C'est ainsi que, à partir des propositions de Salomon Resnik, et en les poursuivant[28], j'ai décrit ce que j'ai appelé la « biparentalité psychique », pour rendre compte de cette articulation des parents harmonieusement combinés. Et cette biparentalité psychique s'articule elle-même aux aspects infantiles du soi, formant ce que j'ai nommé la « bigénérationnalité psychique » interne.

---

[28] Ciccone (Albert) *et al.*, *La Part bébé du soi. Approche clinique*, Paris, Dunod, 2012 ; Ciccone (Albert) *La Psychanalyse à l'épreuve du bébé. Fondements de la position clinique,* nouvelle édition augmentée, Paris, Dunod, 2014.

J'ai repris ici cette notion de fonction paternelle, d'abord parce qu'elle est essentielle, mais aussi parce que je souhaitais donner un exemple de la manière dont la pensée de Salomon Resnik peut être féconde et n'en a pas fini de se poursuivre, de nourrir d'autres pensées, de stimuler leur créativité, et de se développer en se transmettant.

À propos de la groupalité psychique

René Kaës

J'ai toujours été impressionné par la manière dont Salomon Resnik parlait de ses patients : il se laissait habiter par eux, il les « hospitalisait en lui », comme il aimait le dire d'une manière si dense et si simple, mais il savait aussi, avec tact, lorsque la détresse d'un patient le conduisait à l'hôpital, lui rendre visite. Cette manière d'être psychanalyste n'est pas sans risque, mais il avait appris comment et avec qui il pouvait s'engager ainsi.

Nous avions en commun une passion pour le groupe en tant qu'il est un dispositif de travail psychique du fait que plusieurs personnes sont réunies avec un psychanalyste. Il avait découvert les principes thérapeutiques du groupe en Argentine avec Enrique Pichon-Rivière, José Bleger, et à Londres avec Wilfred R. Bion qu'il contacte. Il y trouvait des ressources qui, comme chez tous les psychanalystes pionniers du travail psychanalytique avec les patients psychotiques, reposaient pour une part sur les dimensions morphologiques du groupe : la pluralité des sujets, les modalités du transfert, le dépôt dans le groupe des objets intolérables dans l'espace interne, et surtout la capacité de l'analyste d'héberger en lui le multiple, l'hétérogène et le fragmentaire. Bien que Salomon n'ait pas utilisé ces catégories dans sa pensée théorique, il me semble que c'est bien à travers ces catégories que l'on peut comprendre cette propriété des dispositifs multisubjectifs et notamment lorsque le groupe est ordonné au traitement de sujets souffrant de psychose. Je voudrais dire en quoi consiste cette propriété, elle est au cœur de mes propres recherches sur la groupalité psychique.

Héberger le multiple et le fragmentaire

Je partirai de deux propositions :

1°) Lorsque nous avons affaire à un ensemble multisubjectif, un groupe familial ou un groupe de non familiers, le travail psychique de la séance s'effectue dans l'intrication de plusieurs espaces psychiques : celui de chaque sujet dans le groupe, celui des liens qu'ils contractent avec d'autres sujets dans le groupe, et celui du groupe en tant qu'ensemble. Chacun de ces espaces est spécifié par des formations et des processus qui définissent la réalité psychique inconsciente qui s'y produit.

Un groupe est à la fois *pluralité* des individus qui le composent, *multiplicité* et *hétérogénéité* des sujets, de leurs liens et de l'ensemble lui-même. Ces deux caractéristiques posent la question du sentiment de l'unité du sujet, du lien et de l'ensemble. C'est à partir de cette différence et de cette tension entre ces trois espaces que nous pouvons saisir ce qui spécifie le travail psychanalytique dans ce type de dispositif. Toute la question est de comprendre comment ces espaces s'articulent, comment ils interfèrent et se transforment, comment s'y manifestent la multiplicité et l'hétérogénéité, et comment s'établit ou non la tension entre le Multiple, l'Hétérogène et l'Un.

2°) Cette proposition donne une idée de la complexité inhérente aux processus et aux espaces psychiques pluriels, multiples et hétérogènes mobilisés dans le travail psychanalytique dans les groupes. Prendre en considération la complexité comme une donnée irréductible de notre pratique, c'est à la fois rendre compte de la puissance des facteurs psychiques mobilisés dans notre travail, et comprendre l'expérience de la *negative capability* décrite par Bion[1] et reprise par Claudio Neri[2] , cette expérience de l'effondrement que nous connaissons bien, d'être livrés, impuissants, à la complexité et aux archaïsmes des espaces psychiques. C'est aussi cela que nous avons à héberger.

Il découle de ces deux propositions une conséquence que je ne ferai que mentionner ici. À partir du moment où le domaine clinique de notre pratique est constitué par les formes et modalités multiples et hétérogènes de la réalité psychique inconsciente chez les sujets, dans leurs liens et dans les groupes, nous sommes confrontés à un problème épistémologique de grande ampleur : quelles transformations la clinique des ensembles multisubjectifs apporte-t-elle à la théorie de la psychanalyse, elle dont la métapsychologie est fondée sur le travail de la séance de la cure individuelle ?

Dans leur espace *intrapsychique*, les sujets sont pluriels, multiples et hétérogènes, ils le sont en eux-mêmes et dans le lien aux autres. Le sujet s'est construit comme multiple et hétérogène selon les déterminations et les formations propres à l'appareil psychique. J'en nomme quelques-unes : les réseaux des identifications multiples, les systèmes de relation d'objet, l'image du corps, les imagos, les complexes, les structures instancielles de la seconde topique, les formations du narcissisme et des idéaux, les fantasmes (notamment les fantasmes originaires), certains processus du rêve, les systèmes de défense, etc.

---

[1] Bion (Wilfred-Ruprecht), *Attention and Interpretation* (1970), London, Tavistock Publications ; trad. fr. *L'Attention et l'Interprétation*, Paris, Payot, 1974.

[2] Neri (Claudio), « La capacité négative du psychothérapeute de groupe », in Kaës (René), Laurent (Pierrette) *et al.*, *Le Processus thérapeutique dans les groupes*, Toulouse, Érès, 2009, p. 51-66.

Ces formations et ces processus sont liés entre eux, ils forment groupe, groupes *internes* : à l'intérieur de ceux-ci, des formations psychiques possèdent des fonctions multiples. Les groupes internes et leurs formations multiples sont des caractères propres à la matière psychique, à sa propriété de s'associer et de se dissocier. Ils sont inhérents à la matière psychique originaire, et à ce que Freud appelle le groupe psychique inconscient et originaire, dont il décrit la fonction attractive sur les refoulements secondaires. D'autres groupes internes sont acquis au cours du développement, dans les liens à l'autre, à plus d'un autre. Ils se sont constitués dans l'intersubjectivité, par incorporation, introjection et identification, mais aussi dans les appartenances sociales et culturelles. Ils sont ainsi d'âges différents, les uns se sont formés dans le psychisme archaïque, psychotique ou *borderline*, les autres dans des structures névrotiques.

Les groupes internes ont ainsi une double origine, endopsychique et intersubjective. Ils se maintiennent dans l'unité du Moi, mais dans les limites où celui-ci doit, selon Freud, servir trois maîtres : le Ça, le Surmoi et la réalité externe. Ou bien ils éclatent et se dispersent dans le sujet et hors sujet.

Je résume mon propos sur le multiple dans l'espace intrapsychique : le multiple est une caractéristique de la groupalité du psychisme, il fonctionne par diffraction et attraction de ses éléments constitutifs, il est essentiellement fondé sur les identifications et les processus associatifs et dissociatifs inhérents à la matière psychique, il comporte une fonction centrale dans la capacité de liaison entre les objets internes et avec les objets externes. Ils sont donc particulièrement actifs dans les processus d'appareillage (ou de rencontre) intersubjectif. Un exemple : parce que les identifications du Moi sont hétérogènes et multiples, elles sont mobilisées dans les liens intersubjectifs et dans la formation d'un groupe. C'est pourquoi nous pouvons, hors de toute dérive psychopathologique de clivage, de fragmentation ou de réification du Moi, être différents selon les personnes avec lesquelles nous établissons un lien, sans pour autant compromettre la relative unité du Moi et le sentiment d'identité qui l'accompagne. Enfin, la multiplicité dans les groupes internes joue un rôle capital dans les processus associatifs. Autrement dit, c'est la qualité multiple des groupes internes qui rend possible que chacun noue avec un autre ou avec certains autres, des alliances inconscientes de même type ou de type différent selon les groupes et les personnes.

La multiplicité est une condition de l'appareillage des psychés. Je dis que la psyché est un ensemble d'espaces multiples et hétérogènes, et que, dans chacun de ces espaces, *nous sommes groupe, plusieurs et multiples.*

Ma conception est que le groupe est un espace spécifique et multiple qui contient des espaces multiples spécifiques. Dans tous les groupes humains, ce pluriel-multiple interne est électivement mobilisé pour établir les liens avec les autres, et avec le groupe comme ensemble qui les contient. L'espace du groupe est doté de processus et de formations psychiques spécifiques qui définissent sa réalité psychique inconsciente ; le groupe contient une pluralité et une multiplicité d'espaces psychiques, eux-mêmes organisés dans le pluriel et le multiple. Dans la séance psychanalytique de groupe, nous sommes confrontés à du multiple de multiples ; cela définit la complexité de notre objet théorique et clinique.

Les trois espaces que j'ai distingués sont en interférence et en appareillage réciproque les uns avec les autres, ils ne sont pas superposés. Du fait de ces interférences et de leur porosité, ils sont en transformation permanente. Sauf que, dans certains cas, ils ne sont ni articulés les uns aux autres ni en interférence transformatrice ; ils sont au contraire étanches ou clivés, souvent inexistants. Ces cas sont précisément ceux que la clinique nous montre comme étant générateurs de troubles et de souffrances, et relèvent d'une approche thérapeutique groupale.

Multiplicité des transferts

Parmi les incidences de la multiplicité et de l'hétérogénéité, je voudrais relever celle qui concerne la multiplicité des transferts. Dans la cure, elle se repère dans les différents types de transfert et dans les différents objets transférés sur l'analyste ou hors de l'analyste, dans les transferts alors dits « latéraux ».

Angelo Bejarano a repéré dans les groupes quatre objets de transfert : l'analyste, les membres du groupe, le groupe en tant qu'objet d'investissements pulsionnels et de représentations inconscientes, et le hors-groupe[3]. Le modèle de l'appareil psychique groupal permet de se représenter comment ces transferts sont articulés les uns aux autres pour un même sujet et avec ceux des autres membres du groupe. Il intègre une conception complexe du transfert multiple dans les groupes, non seulement en raison des objets du transfert, mais aussi en raison de la nature du matériel transféré et des trois espaces qui entre eux interfèrent par déplacements, délégation, substitution.

Cette analyse fondée sur le travail avec les groupes composés de sujets névrotiques s'étend à des groupes composés de sujets de structure psychotique ou *borderline*.

Les théoriciens de la psychothérapie institutionnelle ont nommé *transfert multiréférentiel*[4], *transfert éclaté* ou *transfert dissocié*[5]

[3] Bejarano (Angelo), « Résistance et transfert dans les groupes », in Anzieu (Didier), Bejarano (Angelo), Kaës (René), Missenard (André), Pontalis (J.-B.), *Le Travail psychanalytique dans les groupes*, Paris, Dunod, 1972.

[4] Tosquelles (François), « Quelques aperçus sur l'histoire de la psychothérapie (perspectives sur la psychothérapie institutionnelle » (1953), in *L'Information psychiatrique* 1964, n° 6.

[5] Oury (Jean), *Psychiatrie et psychothérapie institutionnelle*, Paris, Payot, 1976.

ou *constellation transférentielle*[6], la spécificité du transfert dans l'institution. Je suis en accord avec Joseph Mornet quand il écrit, à propos des institutions de soins aux sujets psychotiques, que « seul le dispositif institutionnel peut donner cohérence à cette "constellation transférentielle" et permettre au psychotique de s'y appuyer pour ainsi (re)trouver sa propre consistance. Le psychotique projette dans ses rapports à l'institution la manière dont lui-même s'est construit dans son histoire. À charge, alors, pour les soignants et pour l'institution de savoir réunir, grâce à son dispositif de soin, ces fragments projetés pour permettre au patient psychotique de se (re)donner cohérence[7]. »

Je pense que Salomon Resnik ferait sienne cette analyse. Dans un article publié en 1987 à propos d'un groupe d'enfants conduit au début des années 1960[8], il souligne que la pluralité constitutionnelle des groupes est responsable du fait que tout groupe induit chez ses participants des mécanismes dissociatifs du moi, caractéristiques de la position schizo-paranoïde, *a fortiori* dans les groupes avec des patients psychotiques. Il prend appui sur la clinique pour montrer que les fantasmes les plus primitifs sont liés à des formes préverbales du langage. L'enfant, comme le psychotique, « parle » en agissant, ce qui lui permet d'exprimer et de dramatiser des fantasmes correspondant aux phénomènes régressifs du groupe.

Ce que nous avons à héberger, c'est cette multiplicité des espaces, l'hétérogénéité des formations des processus qui les spécifient, et c'est leur fragmentation, leur désaccordage et leur

[6] Delion (Pierre), « Constellations transférentielles », in *Séminaire sur l'autisme et la psychose infantile*, Toulouse, Érès, 2009, p. 83-112.

[7] Mornet (Joseph), « Psychothérapie de groupe et psychose », in *Vie sociale et traitements* 2007, n° 95, p. 30-39.

[8] Resnik (Salomon), « Fantasmes précoces dans un groupe d'enfants », in *Revue de psychothérapie psychanalytique de groupe* 1987, n° 7-8, p. 99-106.

déliaison. C'est cela que nous avons à contenir, à transformer ou à garder en dépôt tout le temps qu'il sera nécessaire de l'hospitaliser en nous. Ici, la groupalité interne de l'analyste est en synergie avec la groupalité multiple, contenant du groupe et de ses espaces, autant de location et de colocation offerte à chacun.

Salomon Resnik était cet homme-institution. Il en a donné témoignage dans plusieurs de ses livres et notamment dans sa *Biographie de l'Inconscient* [9]. Il trace le parcours passionnant et émouvant d'un homme qui a inscrit sa vie dans la psychanalyse, comme si cette « péripétie » était pour cet émigrant un territoire possible, toujours mouvant et à reconstituer, pour y scruter l'identité humaine et ses frontières avec la folie, avec l'art, avec l'incessant questionnement de la philosophie.

L'entretien qui clôt son ouvrage est centré sur le dialogue qui s'est établi entre Bion et lui-même lors du séminaire que le premier avait tenu à Paris à l'invitation du second. Salomon Resnik se montre l'interlocuteur que nous connaissons, attentif et intuitif, mais il nous fait comprendre aussi combien il doit à Bion, lorsque nous entendons celui-ci dire ce mot simple et puissant, tellement loin de la conception française de la psychanalyse, du moins à cette époque : « Nous suggérons que les gens devraient faire une analyse pour s'habituer à ce qu'ils sont. »

S'habituer à ce qu'ils sont, voilà un projet qui dit à la fois la visée d'une expérience, celle d'être authentique, et d'une recherche, celle de trouver son *habitus*, sa façon d'être au monde, avec soi-même et avec les autres.

---

[9] Resnik (Salomon), *Biographie de l'Inconscient*, Paris, Dunod, 2006.

Rencontres avec Salomon Resnik en groupes et en institutions

Louis Edy

Voici quelques souvenirs de ces rencontres partagées avec Salomon Resnik. Bianca Le Chevallier vient de parler des mots gelés pleins du bruit des batailles passées, voici maintenant les mots endeuillés pleins de silence et d'ombres. Avec la voix que vous lui connaissez bien, Resnik évoquait lors des deuils l'ombre de l'objet absent perdu qui retombe sur soi, ou bien l'ombre des relations vivantes du sujet parties avec l'absent et à exhumer pour les retrouver. Ou encore, il cherchait où était l'ombre de l'objet interne, partie chez un autre ? Et que dire des corps sans ombre, des ombres sans corps, des corps sans reflet ? Ou bien que d'un corps illuminé, d'un fantôme, d'un vampire ? Resnik, avec sa lanterne magique, réanimait si bien le théâtre des ombres que chacun projetait. Ou à la manière de Platon, faisant entrer un rayon de soleil dans sa caverne, il faisait réapparaître les ombres cachées au fond de celles-ci.

Autres cavernes plus anciennes, les grottes ornées qu'il visitait avec André Leroi-Gourhan, très touché par les fresques utilisant creux et bosses de la paroi pour exprimer d'étonnantes émotions. C'étaient déjà les premiers sanctuaires.

Autres sanctuaires moins anciens, les temples avec au fond de ceux-ci le Naos, la niche sacrée pour la statue du Dieu. Plus tard les cathédrales, mères de toutes institutions, à la fois temples, asiles, hôpital, Hôtel-Dieu, forteresses et prisons, et même poudrières. Resnik parlait souvent des chimères de Notre-Dame de Paris : à l'extérieur, les monstres et les chimères surveillent la ville, espace profane ; à l'intérieur, l'espace sacré, les piliers comme les troncs d'arbres de la forêt perdue, les branches, les nervures des feuilles, les fleurs, forment de vastes coupoles ; au fond, la table sacrée, autel du sacrifice ; au-dessous, les morts cachés.

Maintenant, un souvenir très récent : celui de notre dernier groupe de travail. Resnik nous faisait part de son bonheur de vivre, avec Anna à ses côtés, de son bonheur de toujours travailler, malgré sa grande fatigue.

Un autre souvenir très lointain, juste après l'effervescence de Mai 68, à l'asile du Vinatier à Lyon. Dans nos désirs omnipotents de soigner la folie – peut-être la nôtre aussi –, nous réunissions tous les jours, pendant 1h 30, les soixante-dix patients pour qu'ils puissent s'exprimer… c'était tous les jours mesurer notre totale impotence. Ce jour-là, il était invité à notre réunion. Je l'apercevais pour la première fois, un béret sur la tête à la Che Guevara, mais sans l'étoile blanche sur le devant.

La réunion commence comme d'habitude : atmosphère lourde, attitudes et masques de douleurs muettes, regards et gestes adressés à des absents, une odeur de peur, une immobilité pour ne rien sentir, pour tuer le temps. Et, brusquement, le chaos, un grand autiste pousse un cri de terreur et d'épouvante, silence de glace, puis un jeune adulte hallucine une araignée, elle descend du plafond dans sa tête, le silence devient effrayant. Ensuite, un troisième patient, grand moustachu, appelé Bébé moustache car tous les matins, il réclamait un bol de chocolat au lait au chef de clinique, donc Bébé moustache un pavillon privé pour lui tout seul, le silence s'allège.

Resnik relie les silences angoissants, le cri de terreur, l'araignée dans la tête et le besoin d'un pavillon de protection, aux murs aussi épais que les peurs sont sans limites.

Cela a pour effet de libérer les associations. Peu à peu, elles se polarisent sur les araignées, celles-ci se multiplient, grossissent, deviennent de plus en plus nombreuses, énormes et persécutrices. Il y a les araignées administratives, les médicales, les médicamenteuses particulièrement venimeuses. Certaines ont les yeux des renseignements généraux de la police… et même les veuves noires dévorent les mâles ligotés dans leurs toiles… et quelques patients déclarent qu'ils sont, eux, les vrais gardiens de l'hôpital, car depuis Mai 68, les médecins sont devenus fous.

Resnik reprend le fil des associations entre les membres du groupe… les araignées, dit-il, sont les idées inexprimées de chacun, errantes, disséminées dehors en mille endroits, affolées, elles ont perdu leur fil, leur filiation. Elles vont se loger et attaquer de l'intérieur tout ce qui les entoure, dont les médecins. En retour, ils ont peur que les médecins et Resnik se vengent… Silence réflexif… Il continue, à chacun de rapatrier dans sa tête plafond les idées araignées qui se sont envolées, et de raccommoder les fils de la toile de ses pensées.

Par une étrange alchimie, une logique sous la logique, le fil des échanges dissociés se réarticulent, se renouent, des langages oubliés réapparaissent, une cohérence invisible recrée une identité de groupe, même fragile. Chacun cherche à sa manière à rassembler, à remembrer ses émotions et ses idées. L'espace mental du groupe se transforme peu à peu. Et, *last but not the least*, des bizarreries retrouvent un sens, la capacité de dialoguer se développe. Quelque chose d'exceptionnel se passait, la dissociation automatique, fille de la *spaltung* originaire, s'atténuait. L'optimisme s'installait pour les courageux bien au fait des angoisses psychotiques.

Melanie Klein et Pichon-Rivière ne sentaient plus le soufre. Le pessimisme décrété envers la psychose, la psychanalyse d'enfants, n'était plus si radical.

Trois anecdotes

La première anecdote. Après cette réunion pleine d'hallucinations, je lui avais demandé ce qu'il pensait des hallucinations négatives. Ce sont, dit-il, des « non-perceptions ». Cette réponse m'a beaucoup aidé alors car je travaillais à ma thèse sur l'autisme : avoir des hallucinations négatives pour ne pas percevoir un trop-plein épouvantable, le remplacer par le vide, celui d'une forteresse vide.

La deuxième anecdote. Intrigué par les araignées, j'ai consulté la mythologie. Je cite : Arachné, fille d'un teinturier de Lydie, était experte dans l'art du tissage ; orgueilleuse, elle propose un concours aux muses et à la déesse Athéna, toutes habiles tisseuses. Et, fait plus grave, Arachné brode les amours des Dieux dans des situations guère à leur avantage. Furieuse, Athéna la changea en araignée.

La troisième anecdote est anatomique. L'arachnoïde est l'une des trois enveloppes des méninges qui entourent le système nerveux. Passer de la concrétude psychotique de sentir, imaginer, penser, à symboliser, échanger des idées, nécessite de faire travailler ses méninges !

D'autres souvenirs sont impossibles à raconter, car trop nombreux, ce sont ceux des *Groups Analysis*, venus de Londres, et que j'ai découvert avec lui. L'analyse personnelle et le groupe-analyse sont complémentaires. Ce groupe est très différent de ceux que je connaissais alors. Dans ce cadre-là, cinq à huit personnes, assises en cercle, associent librement.

Resnik était un chef d'orchestre talentueux, autant pour le groupe entier que pour chaque instrument psychique musical et personnel, plus ou moins bien accordé, plus ou moins mal accordé. Ma première surprise fut la découverte de la dimension groupale des rêves. Ils dévoilaient aussi bien les transferts sur le groupe, que celui entre les membres du groupe, ou celui sur le chef d'orchestre. Par exemple, rêver d'être à table avec huit couverts en or, dans un groupe de huit, pour partager un tout petit plat au centre de la table rempli de nourriture russe, noire car trop brûlée ! De même, associations, angoisses, défenses, s'exprimaient soit comme dans l'analyse personnelle, soit différemment, soit les deux à la fois, mais les unes plus apparentes que les autres. Le grand intérêt de travailler en groupe est par résonances, polarisations, effets miroir, d'éclairer davantage les points aveugles et les configurations confuses de chacun. Percevoir chez les autres son propre refoulement, des aspects de soi-même, est certes pénible, mais conduit à découvrir que les autres ne sont pas des alter ego ni des alter échos.

Se différencier, se séparer, c'est risquer le gouffre, construire un pont au-dessus le gouffre pour échanger avec d'autres personnes, d'autres groupes, d'autres institutions, nécessite un pontifex, un pontife, un père.

Resnik distinguait avec clarté les différents *settings*, les différences individus/groupes, les différentes relations familiales que chacun remettait en jeu dans le groupe. Il avait la capacité étonnante d'interpréter ces transferts aussi bien très positifs que très négatifs.

Remarque : la clinique de la Chavannerie à Lyon, qu'il supervisait, était un modèle de psychothérapie institutionnelle avec son travail de groupes à l'intérieur, les tables carrées, et la possibilité d'analyses personnelles en externe en ville. Elle a fonctionné plusieurs décennies avant de disparaître.

Voici maintenant quelques phrases de Salomon Resnik :

– « Personne n'est parfait, tout le monde peut se tromper. »

– « Perdre son identité est la grande angoisse en groupes. »

– « L'analyse qui avance parcourt toutes les positions diagnostiques. »

– « Gonfler un délire est une fausse solution à un vrai problème. »

– « La psychose n'est pas si compliquée : l'autiste s'enferme pour ne pas vivre, le paranoïaque attaque la vie des autres, les schizophrènes se taillent en pièces à vif, le mélancolique veut être le plus mort possible, le maniaque triomphe de tout. »

– « Être dans son corps maison, y habiter est le plus important. »

– « La solution psychotique est de ne rien résoudre dans son corps maison et par *split-off* coupé jeté, jeter des éléments, des capacités, des objets internes de son corps dans le vide, ou dans le cosmos, ou dans un autre personnage, dans une métempsycose, une somatose, une métasomatose. C'est un désêtre et son corps est mort, ou mécanique. »

– « Aller mieux, c'est regrouper et intérioriser :

. un espace intérieur avec des ponts au-dessus des vides, une ré-articulation des temps accidentés de son histoire et que s'organise la succession du temps,

. une petite niche pour un petit dieu intérieur,

. aussi une petite administration pour ses frontières, sa substance, ses objets internes, ses ouvertures pour échanger,

. et un petit hôpital pour se réveiller des cauchemars qui continuent en plein jour,

. surtout une fonction structurante d'un couple corps mère/axe paternel bien combiné pour se tenir debout… pour que confusions et chaos prennent sens, et continuer son chemin, embrasser un nouveau paysage significatif. »

Le plus original et le plus inimitable de Resnik était son art d'interpréter, interpréter aux patients non seulement leurs rêves, mais aussi les aspects *dreamlikes* sous-jacents des mots, des trains de pensées, des constructions mentales, même les plus dogmatiques, c'était découvrir d'autres logiques sous la logique.

Remarque : Resnik racontait, avec émotions et joie, avoir retrouvé à Odessa la maison familiale de ses parents, toujours habitée par un membre de sa famille, ancien maréchal de l'Union soviétique.

Personnellement, je lui dois beaucoup. Il m'a guidé dans la compréhension des angoisses psychotiques, des différents transferts qu'elles suscitent, et des possibilités parfois surprenantes artistiques ou autres que l'élaboration de la psychose peut développer en accord avec ce qui va déjà chez le patient, et d'autant plus s'il retrouve l'enfant bien portant qu'il a été, le réanime et le fait grandir. Comment redire merci à Salomon Resnik qui ne nous demandait pas de trop pleurer, d'être trop longtemps triste… mais de continuer… à rester vivant ?

L'effort pour continuer à penser dans un groupe de patients psychotiques

MAURICE BORGEL

Salomon Resnik a été un agent attentif de transformation et de transmission dans ma première expérience de groupe avec des patients psychotiques chroniques, expérience à laquelle participait Anna Resnik. Comment faire groupe avec lui encore aujourd'hui ? Le groupe auquel j'ai assisté, en tant qu'observateur de 1980 à 1983, m'a beaucoup enseigné. Par la suite et avec sa présence en moi, j'ai créé un groupe dans un hôpital de jour avec des patients de la même psychopathologie. Ce groupe, j'y étais chronique moi aussi, puisqu'il a duré vingt-cinq ans. Dans « le groupe de Monsieur Borgel », comme les patients l'ont nommé, ils étaient hospitalisés, hébergés dans l'analyste, à qui ils reconnaissaient un lieu, « un bon hôpital ou une bonne banque où déposer ses capitaux[1] ».

Le choix de mon titre condense les échos autant de Harold Searles[2] que de Wilfred R. Bion.

---

[1] Resnik (Salomon), *Espace mental. Sept leçons à l'université*, Toulouse, Érès, 1994.

[2] Searles (Harold), *L'Effort pour rendre l'autre fou*, Paris, Gallimard, 1977.

Je m'appuierai sur son livre *Temps des glaciations* [3] et notamment sur le chapitre intitulé « L'univers de la folie[4] », où il relate l'expérience à laquelle j'ai assisté ; je veux témoigner de cette transmission, que j'ai intégrée et transformée avec mon histoire et mes signifiants. Son mode de transmission n'était pas aseptisé, mais pris dans ce qui se passait pour les patients, y compris la transformation produite, jusque dans l'écoute de l'analyste. Elle passait par les mots, les climats du groupe, les climats intérieurs de chacun, mais aussi par le corps, la digestion, un bon transit dans le transfert à Resnik, au dispositif et à la méthode psychanalytique.

Herbert Rosenfeld insistait dans ses contrôles, auxquels j'ai assisté pendant six ans à Paris, sur l'importance d'être un analyste vivant.

Resnik était vivant dans sa tolérance, sa « tendresse pour les patients psychotiques », même les chroniques, « meubles de l'asile ». Je dis tendresse, sans qu'il soit question de séduction, ni de déni de leurs tentatives d'invasion, de destruction des capacités de l'analyste. Il parlait « de transfert vivant par rapport à la réciprocité de l'impact qu'une telle expérience implique[5] ».

Il avait recours aux références culturelles qui le touchaient : pour moi, ce procédé produit un appui tant pour le patient que pour l'analyste, inscrits dans les traces d'une « Histoire » partagée. Les métaphores, que j'ai choisies ici, issues de la mythologie grecque, de Herman Melville avec *Bartleby* [6] me remettaient en mouvement de penser face à l'emprise psychotique totalitaire et paralysante. « Vivre, c'est errer en apprenant,

---

[3] Resnik (Salomon), *Temps des glaciations. Voyage dans le monde de la folie*, Toulouse, Érès, 1999.

[4] *Ibid.*, p. 89-115.

[5] *Ibid.*, p. 92.

[6] Melville (Herman), *Benito Cereno et autres contes de la véranda : Bartleby*, Paris, Plon, 1937 ; Gallimard, 1951.

errer en acceptant le passage du temps[7] », écrivait-il, pour moi condition de pouvoir être analyste, rêver, trier, ne pas être englouti dans ce “vrac compact” de la psychose, dans le “magma”, caractéristique d'un groupe composé de psychotiques chroniques. Il acceptait de voyager dans *La Nef des fous* [8], tableau de Jérôme Bosch, au fil des paroles, des silences, souvent assourdissants du tumulte intérieur, des bruits du corps, témoignage de la plasticité de sa pensée, en lien avec son émotion en mémoire de cette œuvre majeure.

Pour Bion : « Le patient schizophrène est une personnalité-groupe ou ensemble de fragments qui ne sont pas en contact communicatif entre eux. » Resnik préférait parler de « personnalités multiples non structurées[9] », un groupe impliquant déjà l'idée de structure, d'une organisation.

Je reprendrai trois des fils rouges qui m'ont été transmis, fils emmêlés la plupart du temps : glaciation associée à temporalité, résonances intrapsychiques du corporel et confusion-magma des relations avec les patients psychotiques.

Gel du temps et de la pensée

Je commencerai par le gel, paralysant la pensée jusqu'à celle de l'analyste.

Dans « L'univers de la folie », Resnik racontait l'apparition du « Pingouin[10] », de « Mme Igloo », puis de Gérard, qui vit dans sa montre[11] ; laquelle montre lui dit tout ce qu'il faut faire à chaque moment de sa vie, c'est un « temps mécanique[12] » qui

---

[7] Resnik (Salomon), *Espace mental. Sept leçons à l'université,* Toulouse, Érès, p. 115.

[8] Resnik (Salomon), *Temps des glaciations. Voyage dans le monde de la folie*, *op. cit.*, p. 93.

[9] *Ibid.*, note bas de page, p. 95.

[10] *Ibid.*, p. 94.

[11] *Ibid.*, 104.

[12] *Ibid.*, 108.

ne s'écoule pas, immobilisant l'expérience vécue du groupe. Lorsqu'elle devient trop pénible, il s'agit de la contenir, mais aussi de la transformer à nouveau en une matière de fer, en opposition à la flexibilité, l'élasticité du temps. La pensée catatonique consiste à pétrifier le temps. Pour moi, vivre dans sa montre ne mesure pas le temps, n'institue pas d'horloge interne, le gel fige des émotions douloureuses, mais conductrices de pensée.

Je tiens à souligner que je reprends les mots des patients ; ce faisant, je suis les recommandations de Bion rapportées par Resnik, dans ses analyses de contrôles : « Vous devez utiliser le langage des patients[13]. »

Philippe nous raconte sa promenade dans une brocante et sa rencontre muette avec un brocanteur réfugié de l'Est présentant en tas des objets hétéroclites. Se reconnaissait-il dans cet agglomérat d'objets au rebut, série de mots et d'images sans lien ? Est-ce le modèle d'échange-non échange qu'il tolérait, l'absence de langue commune contribuant à le laisser intouchable ? Son regard désaffecté sur des objets concrets, parts de lui-même non reconnues comme telles, était un regard clivé de son monde interne.

Philippe dit : « Le temps, c'est comme un ascenseur qui circule entre les étages sans jamais s'arrêter », un temps non vécu, circulaire, mouvement en boucles retournant indéfiniment au même ; « Au foyer Aurore, on ne se parle pas entre gens de génération différente. » Il me faudra quelques mois pour entendre le clivage obligatoire entre l'enfance et l'actuel de sa vie, obligatoire pour Philippe. Quand il va mal, il a mal aux pieds, mais il interdit de lier les sensations douloureuses de ses pieds à celles de l'enfant dans la neige pendant la guerre, souffrant d'être séparé de ses parents. Là survivait une trace res-

---

[13] Resnik (Salomon), *Espace mental. Sept leçons à l'université, op. cit.*, p. 40.

sentie en tant que douleur physique, sans autoriser de place à l'*Hilflosigkeit*[14], créant une double étanchéité passé/présent, psychique/physique. Le clivage gelait cette douleur chronique, en la maintenant présente mais étrangère à lui-même : le clivage paraît être gardien de la survie.

Un autre fragment, issu de mon groupe, évoque le rétablissement des liens retissant une continuité psychique du temps.

Je me méfie de l'utilisation des jeux de mots avec les patients psychotiques, compte tenu de leur usage des mots comme des choses. Pourtant, dans une séance très confuse, j'interprétais le mal au genou d'une patiente schizophrène iranienne par la difficulté du je et du nous de coexister. La patiente, que j'appelle Carole ici, accroche dans le transfert sur mon « je-nous » et dit « c'est surréaliste ». Qualifie-t-elle son espace mental, titre d'un des livres de Resnik ? Pour elle, « le surréalisme » est une tentative surréelle de différencier sa pensée de celle de ses parents ; le surréalisme, c'est être en dehors de soi, quelqu'un qui pense à l'extérieur. « Je pense que ça m'a manqué, j'avais des idées dans la tête ». Forte de l'appui d'une rêverie maternelle de l'analyste, elle déroule le fil d'une pensée bien à elle, si étrange soit elle. À partir de là, dans un début d'individuation, elle entre dans son temps en amenant la semaine suivante des photos de Persépolis, un lieu où, dit-elle, plusieurs couches de civilisation se sont superposées, ont cohabité. Elle se donne ainsi un lieu non conflictuel de ses origines. C'est sa *Kulturarbeit*, qui inscrit une continuité remontant à un passé très ancien, fondements plus nourrissants que ceux du magma familial, où elle est engluée. La *Kulturarbeit* est un concept freudien repris par Nathalie Zaltzman, qu'elle définit comme « le patrimoine commun de l'humanité qui appartient à chacun. C'est ce que chaque histoire singulière transforme,

---

[14] Freud (Sigmund), « Mademoiselle Elisabeth von R. », in *Études sur l'hystérie*, Paris, PUF, 1956, p. 120 ; *L'Inquiétante Étrangeté et autres essais*, Paris, Gallimard, 1985 ; *Inhibition, symptôme, angoisse*, Paris, PUF, 1993, p. 52, 77-78.

ce qui traverse chacun et invente un détour à la destructivité par la vie psychique[15] ». L'appui sur le signifiant Persépolis a opéré une transformation. Carole raconte alors le vécu de son enfance, de façon affectivée. La redécouverte de Persépolis, lieu d'un passé reconnu comme tel, lui donne un espace-temps partageable, une altérité indisponible dans la fusion familiale ; elle se situe au présent dans un lieu à elle, qui n'est plus écrasé par la symbiose. Un mouvement historicisant et identificatoire s'est produit à sa suite dans le groupe, ému de la comprendre pour la première fois alors qu'habituellement sa confusion les insupportait, moi y compris. Penser, exige le rétablissement d'une continuité temporelle, un mythe originaire rétablit une chronologie, des généalogies, le temps prend sa place. Dans l'histoire des commencements du monde de la mythologie grecque, la séparation de Ciel-Ouranos de Terre-Gaia par Chronos ouvre un espace pour leur progéniture, jusque-là écrasée par leur coït indéfini. Pas de début sans, à l'horizon, l'ombre de la finitude qui introduit la question de la séparation, menace d'une expérience douloureuse pour tout un chacun, que les psychotiques redoutent particulièrement. Une ré-introjection est en cours, Carole reconnaît-elle ce processus en disant : « Ce que j'ai raté, c'est que je ne suis pas rentrée chez moi » ? Une temporalité vivante ouvre la voie à un espace propre et à l'inscription d'autres différenciations structurantes.

Écoute des langues du corps

Pour introduire cette question d'un corporel vivant, je citerai une autre patiente, qui me disait : « Je me recompose un temps pour me recomposer un corps. »

Resnik écrivait : « L'expérience psychanalytique, comme la vie même, est une aventure d'amour et de haine. C'est ainsi

[15] Zaltzman (Nathalie) (dir.), *La Résistance de l'humain*, Paris, PUF, 1999, p. 2.

que le psychanalyste de psychotiques en particulier doit entrer en contact avec ses propres contradictions. Il s'agit pour lui, avant tout, d'être en relation avec son propre corps, avec ses sensations, voire avec ses réactions psychosomatiques à l'égard du patient. Transfert et contre-transfert forment un discours complexe, dans lequel le corps-masque et le corps vécu de l'un et de l'autre sont engagés[16]. »

Il écrivait que chez le psychotique, les troubles de communication, tout comme ses besoins, s'expriment surtout à travers la gestualité du corps, le style de sa position corporelle, sa manière d'y être. Je le cite : « On a fréquemment affirmé qu'[il] s'exprime au moyen de symboles ; pourtant ses paroles sont souvent congelées et l'espace entre la chose perçue (objet primaire) et sa représentation (objet secondaire) est annulé. Les lieux du signifié et du signifiant se superposent pour concrétiser une vérité indifférenciée d'un acte. L'acte de la pensée, dans ce cas, est un comportement gestuel de la pensée, une psychopathie de la pensée plutôt qu'un processus cognitif abstrait et symbolique[17]. »

Il identifiait les patients en les nommant par leurs propres mots. Pour en approcher certains, je les nomme intérieurement ; dans mon contre-transfert G devient Bartleby, « *I would prefer not to*[18] ». C'est aussi un personnage de Samuel Beckett : son allure corporelle rigide – côté droit du crâne rasé, complet élimé, vêtement comme porté par un cintre – me paraissait effrayante ; il n'habitait pas son corps. Près du radiateur, était-il le maître du climat, sans créer d'écologie groupale, terme de Resnik ? Il restait silencieux, tapi dans son coin, sans un geste à part pour épousseter son pantalon : il a commencé à parler quand le groupe l'a interpellé violemment, en retour de la représentation agressante, qu'il incarnait de leurs aspects intou-

[16] Resnik (Salomon), *Temps des glaciations. Voyage dans le monde de la folie, op. cit.*, p. 11.

[17] *Ibid.*, p. 79.

[18] Melville (Herman), *Benito Cereno et autres contes de la véranda : Bartleby, op. cit.*

chables, du fait de « ses cheveux sales, donc de ses pensées sales », dit un patient. Il raconte alors son histoire d'enfant abandonné, ébouillanté tout petit, qu'il commente : « J'ai les mentaux grillés. » Parlait-il de son mental, ou du manteau grillé, sa peau ou peut-être des deux ? L'agression lui donnait-elle une place, une existence reconnue par les autres ? L'écoute identifiée de cette image terrifiante de lui-même, ressentie par le groupe, lui permet-elle en retour un début de transformation ? À partir de là, début d'introjection forcée, il participera autrement aux séances en livrant des bribes de son histoire, qui lui devient moins étrangère en la partageant, tout en restant délirante.

Resnik excellait à la psychodramatisation, mais sans faire de psychodrame proprement dit, ce qu'Ophélia Avron utilisait dans ses groupes et que j'ai proposé dans des moments de paralysie groupale. Ainsi, dans une séance, je proposais un psychodrame à François, replié sur lui-même de façon marquée et inhabituelle : dans le jeu très court qui suivra, juste un geste vers lui d'une patiente dans une scène de retrouvailles avec un père et une sœur morts. Face à cette scène qu'il avait proposée, sa réaction est immédiate, physiquement violente, inquiétante. Avait ressurgi ce qui devient une remémoration, représentation-trace de la fausse route, à laquelle il avait survécu après leurs morts. Il dira le bien produit par le psychodrame, constitutif d'une double enveloppe, celle du groupe et celle du psychodrame. Dans la séance et dans un mouvement de pensée consécutif, Guillaume, qui ne pouvait contenir une agitation motrice, « protopensée », essai de figurabilité d'un chaos interne, va retrouver des gestes coordonnés, et conclut : « Il y a à Paris, dans le 18e, une rue de la libre pensée », qualification du ressenti groupal de naissance d'une pensée vivante. Le terme psychanalytique de rassemblement me semble définir cette fin de séance ; ce terme est aussi une expression d'équitation, assise permise par le lien corps-psyché, nécessaire pour guider le cheval dans une direction. L'excitation de Guillaume n'est pas une émotion qui remet en vie les affects. Elle revêt des masques divers, aurait dit Resnik, elle gèle les affects ou les enflamme. Elle crée des repaires, des tanières, ce sont aussi des repères, des refuges pour ne pas souffrir.

Le patient de Resnik, Kader, le lui disait : « Vous, les psychiatres et les psychanalystes, vous devez connaître notre coefficient de coagulation, avant de toucher à nos anciennes cicatrices[19]. »

Chaos

Je voudrai maintenant aborder la confusion conservée par le gel, la paralysie de la pensée ; confusion qui, en envahissant l'espace du groupe, empêchait toute individuation, comme pour reproduire un indéfini retour du même.

Dans les débuts de séance, j'étais pénétré par l'impression d'écrasement des pensées, des paroles, des mimiques du visage ; le « vrac du Chaos » entremêle pensées-non pensées, corps et parties de corps, groupes internes de chacun et groupe proprement dit.

J'étais confronté silencieusement au magma, avec ses connotations de lave en fusion, encore plus explosive si j'essayais de dés-amalgamer ces éléments disparates non différenciés. En écrivant, je me suis rendu compte de l'effort constant que je faisais pour décondenser, dés-agglutiner les idées, risquant de se contaminer entre elles. Des paroles sans cohérence, de la confusion – c'est ce à quoi j'étais confronté – qui imprègne mon écriture aujourd'hui ; un phénomène d'atemporalité s'y est insinué, provoquant des erreurs de concordance des temps dans mes phrases, alors que j'évoque la naissance d'une temporalité.

---

[19] Resnik (Salomon), *Temps des glaciations. Voyage dans le monde de la folie, op. cit.*, p. 100.

Citer des extraits du groupe de Resnik et ceux de mon propre groupe, le va-et-vient entre eux, me parle de transmission. Toutefois, en me relisant, j'ai craint que la confusion ne m'ait gagné en écrivant cet hommage et que se soit produit un effet non pensé d'incorporation de sa personne, le deuil en cours d'inscription psychique écrasant à nouveau la temporalité : cette non-transformation empêcherait la transmission.

Resnik soulignait l'intrusion, l'interpénétration entre les participants, chacun se projette dans l'autre pour ne pas être en lui. Il écrivait : « Si la rêverie décrite par Wilfred R. Bion introduisait l'idée de rêverie maternelle ou capacité à contenir les sentiments de panique du groupe-enfant, la rêverie paternelle avait pour fonction d'organiser le désordre[20]. » Il définissait la fonction de pont de l'analyste, de passeur y compris entre les langues, fonction paternelle, fonction d'interprète où sa connaissance du parler de la folie, lui permettait de faire des liens. Le tableau, *La Nef des fous* de Bosch, lieu de contenance et de relégation par crainte de la contamination, souligne la nécessité d'un pilote qu'il incarnait dans le groupe sous peine que le totalitarisme de la psychose ne prenne le pouvoir. Ce tableau avait provoqué chez lui une grande émotion, vecteur de transformation de cette image du chaos et de création d'un processus en cours de représentabilité. Il n'évacuait pas cette émotion, au contraire il la laissait être inductrice de pensées, de partage autour de cette œuvre, pour éviter que le narcissisme destructeur, défini par Rosenfeld[21], n'attaque les liens.

Conclusion

J'évoquerai maintenant son polyglottisme, son accent chaleureux, ses origines transnationales contribuant à l'accueil de

[20] *Ibid.*, p. 130.

[21] Rosenfeld (Herbert), « Les aspects agressifs du narcissisme », in *Nouvelle Revue de psychanalyse* 1976, n° 13, Paris, Gallimard, p. 205-222.

l'étranger en chacun et dans le groupe, une altérité qui rassemble. Je me suis sûrement reconnu, à un premier niveau, dans son polyglottisme, du fait que j'ai été élevé dans un pays où circulaient plusieurs langues, qui pouvaient se retrouver dans une même phrase. Pour moi, ce n'était pas Babel, dans la mesure où certains mots paraissant intraduisibles, il fallait les utiliser dans l'expressivité, dans la chair de leur langue. Est-ce son polyglottisme, sa créativité, son « savoir parler fou », l'intuition, dont parle Bion, qui lui permettaient d'accueillir un événement « surréaliste », l'irruption d'un hélicoptère dans la cour de l'hôpital, alors qu'il recevait une patiente délirant sur les avions ? Il avait réussi à en faire un matériel psychique contenant pour éviter que la patiente, dans la collusion avec cet événement, ne parte en vrille dans le ciel du délire. Contenir le transfert psychotique, comme il avait su le faire dans ces circonstances, me paraît un exercice très difficile. Anna Resnik, avec qui j'évoquais ce souvenir, l'a référé au portrait d'un peintre surréaliste, ami de Salomon Resnik, avec, au bout du nez, un hélicoptère.

Fidèle à son intérêt pour « l'ouvert », le partage des idées, je rappellerai les multiples transferts partagés avec lui : Herbert Rosenfeld, Wilfred R. Bion, Henri Maldiney, Jérôme Bosch, Samuel Beckett et bien d'autres issus de la culture du monde. Bion[22] insistait sur la saturation, quand il l'avait invité à Paris pour un contrôle collectif, empêchant l'attention aux toutes petites choses, comme les particules de poussière sur les fenêtres, parfois très signifiantes : ces particules, je les référerai au corporel non psychisé. Je relierai ce conseil à une séance de contrôle de Rosenfeld, à laquelle je participais, où il avait souligné l'importance de se laisser pénétrer par l'atmosphère d'un rêve, la retenue à observer avant d'interpréter. Interpréter trop

[22] Resnik (Salomon), *Biographie de l'Inconscient*, chap. 6, « Visibilité à travers un vitrail, séminaire de Bion à Paris », Paris, Dunod, 2006, p. 151-172.

vite peut empêcher le développement des pensées et revêtir un aspect intrusif avec les psychotiques, créer les conditions d'une attaque explosive. Un groupe contenant tempère ce risque, produit un espace transmetteur de transformations. Salomon Resnik, avec son marché des idées, était interprète en langue vivante, il créait changement et mouvement de pensées en transformation.

La fête des tentes, fête de la traversée, de la reconnaissance

Dominique Thouret

Un jour, au sortir d'une conférence, un petit groupe accompagne Salomon Resnik prendre un café et on parle encore. Qu'est-ce que l'appareil psychique ? À cela, Anna Resnik répond : c'est la manivelle de tout[1]. Ainsi était introduite l'idée de mouvement[2], de ce qui est à la base de toute mutation, ou changement. À cette métaphore d'Anna, il répond aussitôt : la question est de savoir qui tient la manivelle en main. Puis il prit l'exemple de l'épilepsie[3], mal comitial, c'est-à-dire reconnu pour se produire à l'occasion d'un débat parlementaire, aux comices, et donc relationnel et signifiant un désaccord radical qui justifiait l'interruption de la séance. Plus personne n'était en mesure de tenir la manivelle.

---

[1] Resnik (Salomon), *Espace mental. Sept leçons à l'université*, Toulouse, Érès, 1994, p. 17.

[2] Konicheckis (Alberto), Vamos (Julianna), « Être en mouvement. Les fonctions psychiques du mouvement éclairées par les enfants de l'institut Pikler Loczy », in *Le Bébé en psychanalyse*, Paris, PUF, 2013 ; Vamos (Julianna), « Élan et verticalité. Vers une écoute de la narration motrice », in Konicheckis (Alberto), Korff-Sausse (Simone), *Le Mouvement : entre psychopathologie et créativité*, Paris, In Press, 2015.

[3] Resnik (Salomon), *Espace mental. Sept leçons à l'université, op. cit.*, p. 17.

La veillée religieuse à l'église, qui a précédé l'inhumation juive du lendemain, a été placée, par Anna Resnik je pense, sous l'obédience de la fête des tentes, puis d'Hoshana Rabba, fête des rameaux originairement liée au temps de l'exode, fête des fêtes dans la tradition juive[4], en adéquation avec le parcours migrateur de Salomon Resnik et de sa famille durant toute sa vie. J'ai éprouvé tout au long de la cérémonie le sentiment d'un lien entre la fête des tentes et la manivelle. Un même mouvement, une même mémoire, une même rythmicité, une même spiritualité les habitent, les portent, que la mort ne m'a pas paru suffire à interrompre. Et tel est bien le sens de l'hommage que nous lui rendons. Je me propose d'aller à la rencontre de cette manivelle devenue fête des tentes, puis fête des rameaux, à quoi fait écho, pour le moment de façon mystérieuse, l'épilepsie[5]. Il y aurait donc deux traversées et le corps propre en serait l'épistème analyseur : l'une serait fête et reconnaissance, l'autre serait épileptogène[6]. C'est très précisément l'ouverture à l'intelligibilité de ces deux acheminements, dont la juxtaposition ne saurait être le fruit du hasard, qui retiendra notre attention en parcourant, d'un point de vue clinique, trois types d'espaces, biblique, familial, culturel.

Le champ ainsi ouvert à notre cheminement est bien vaste et pourtant très précis, me semble-t-il, à l'image de Resnik. Avant de nous mettre en mouvement, il me paraît utile de nous accorder quelques repères communs. « Tout nourrisson doit

---

[4] Guigain (Frédéric), « Le parcours liturgique du collier de la Transfiguration », « Hoshana Rabba », in *Exégèse d'oralité*, Paris, Cariscript, 2011, p. 98.
[5] *Ibid.*, « La délivrance de l'épileptique possédé », p. 46. « Il faut en conclure à l'intégration nécessaire de l'épileptique possédé à l'important collier de la Transfiguration. Mais l'argumentation est pauvre. Elle n'oppose pas l'implication rythmique de soi à la rivalité mimétique entre "plus grand et plus petit". » (Luc 9-46/50)
[6] Perrier (Pierre), « Composition du collier », in *Évangiles de l'oral à l'écrit. Les colliers évangéliques*, Paris, Éditions du Jubilé-Sarmant, p. 118.

développer un moi, un soi, instruments intégrateurs des pulsions au sein des relations d'objets. Mais cette intégration est tributaire de l'intériorisation de dérivés liants », écrit Herbert Rosenfeld[7], de « parents combinés structurants », conceptualise Salomon Resnik[8]. À défaut, afin de se protéger des dysrythmies parentales, par carence ou par excès, l'enfant développe un narcissisme omnipotent, en idéalisation/clivage/expulsion qui s'avère destructeur du relationnel.

Cette approche met en opposition deux modalités relationnelles entre enfance et parentalité. L'implication empathique et rythmique de la parentalité – parents combinés structurants – au plus près de la réalité émotionnelle de l'enfant, à portée développementale, instrumentale, pour l'enfant et pour la parentalité au sein de laquelle implication, empathie, rythmicité se doivent de s'efforcer d'être en incidence interne réciproque et totale où se noue sa précision, sa concision. À défaut d'avoir intériorisé une telle parentalité, l'enfant se dissocie et dissocie, s'épileptise de quelque façon, « ne peut arriver à l'existence[9] », écrit Henri Maldiney. Repenser l'engendrement du corps propre de l'enfant à partir de ces deux conceptions de la parentalité revient à reconnaître à l'inconscient, « notion provisoire », une « nouvelle position[10] », écrit encore Maldiney. C'est évidemment dès le contact, structure dimensionnelle de la transcendance[11] que se joue, s'anticipe, l'originarité de la relation enfance parentalité, que se mettent en jeu les processus d'identification projective introjective, *ouvrant accueillant appelant ou clôturant dissociant.*

---

[7] Rosenfeld (Herbert), *Impasse et Interprétation*, Paris, PUF, 1990, p. 132.

[8] Resnik (Salomon,) *Espace mental, op. cit.*, p. 68-114.

[9] Younès (Chris), (dir.), Henri Maldiney, *Philosophie, art et existence*, Paris, Le Cerf, 2007, p. 207.

[10] Maldiney (Henri), *Penser l'homme et la folie*, Grenoble, Jérôme Million, 2007, p. 243.

[11] *Ibid.*, p. 242-243.

L'espace biblique : Gédéon et Yérubaal

J'ai évoqué par ailleurs comment j'ai été amené à m'intéresser à Gédéon, figure du Livre des Juges dans la Bible, dans le cadre d'un séminaire de recherche dirigé par Pierre Gibert, alors doyen de la faculté de théologie de Lyon, « Le récit biblique de rêve. Essai de confrontation analytique[12] ». Dès le début du séminaire[13], j'avais offert à Pierre Gibert *La Mise en scène du rêve* [14] de Resnik, auquel il consacre plusieurs chapitres dans son étude sur *Le récit biblique de rêve.* À cette occasion, j'avais favorisé une rencontre entre lui et Resnik. Par la suite, j'ai eu l'occasion de débattre à propos de Gédéon avec Guy Rosolato, lors d'une journée de l'APF, à Vaucresson, qu'il présidait et qu'il avait introduite avec Gédéon[15].

Les récits concernant Gédéon et Yérubaal, dont il est question au début du Livre des Juges, ont retenu mon attention en ce qu'ils mettent à découvert, me semble-t-il, la manivelle de tout, *la logique de la fête des tentes*, ce que j'appelle une deutérose[16] corporelle prophétique, créationnelle et développementale avec Gédéon, destructrice avec Yérubaal. La notion de deuté-

---

[12] Thouret Dominique, « L'Originarité du corps propre », in Younès (Chris) et Frérot (Oliver), (dir.), *À l'épreuve d'exister avec Henri Maldiney*, Paris, Hermann, 2016, p. 191-192 ; Gibert (Pierre), *Le Récit biblique du rêve. Essai de confrontation analytique*, Profac-Série biblique, n° 3, 1990.

[13] « Ce séminaire prit les allures d'un dialogue constant entre et étudiants et professeur », in *ibid.*, p. 11.

[14] Resnik (Salomon), *La Mise en scène du rêve*, Paris, Payot, 1984.

[15] Thouret (Dominique), *L'Engendrement du corps propre*, Le Cercle Herméneutique, 1992, p. 26-27. « Un peu plus tard à Vaucresson, Guy Rosolato introduisit la journée de l'APF en évoquant le cycle de Gédéon dans le Livre des Juges. »

[16] Deutérose : deutérosis, répétition. Le concept a été forgé par Paul Beauchamp comme un impératif de la loi. Ici, cet impératif est inscrit dans la relation d'engendrement entre la parentalité et le corps propre de l'enfant.

rose renvoie à celle de manivelle. Le corps propre – non le corps biologique – est le lieu à partir duquel s'évalue la deutérose, dont il est l'épistème analyseur et, par exemple, à travers son développement reconnaissant et en fête. Quant au prophétisme, profane évidemment, il donne à voir, et selon la même éventualité, le comment d'une parentalité anticipative qui a su se laisser instruire par l'engendrement du corps propre sur les chemins des exodes. Et inversement.

Nous sommes dans un contexte où il s'agit de sauver Israël de la violence et de la confusion, y compris entre le profane et le sacré. Et tous ces juges sont censés être envoyés par Yahvé pour répondre à l'appel d'Israël.

À travers ces figures, deux types de relation enfance parentalité, deux typologies, deux manivelles, sont ainsi dévoilés. Celui de Yahvé-Gédéon est originairement soumis à des conditions : *Si vraiment tu veux, dit Gédéon à Yahvé, alors…* ; tandis qu'entre Yahvé et Yérubaal, c'est originairement *Yahvé dit…* et Yérubaal doit obéir sans condition. Comme on le voit, la question de savoir qui tient la manivelle en main est originairement posée. Entre Yahvé et Gédéon, c'est la notion d'engendrement du corps propre – de la main – et ses conditions qui tient la manivelle ; entre Yahvé et Yérubaal, c'est Yahvé.

Qu'en est-il du monde de Yahvé-Gédéon ?

Le récit concernant Gédéon comprend deux parties. Dans la première, un sacré magique cherche à s'imposer à Gédéon le profane *qui bat le blé dans le pressoir pour le soustraire à Madian* et, peut-on penser, pour le soustraire au sacré magique. Dans la seconde, *Gédéon dit à Dieu…*, ce qui renverse la problématique.

– Dans la première partie :

L'ange de Yahvé vint s'asseoir sous le chêne d'Ophra qui appartenait à Joas père de Gédéon. Par trois fois l'ange de Yahvé tente de s'imposer à Gédéon, de pénétrer dans son espace propre y compris au moyen du langage.

Yahvé est avec toi valeureux guerrier !
Yahvé avec moi ? Regardez donc…
Avec cette force que tu possèdes…
Mon clan est le plus faible, je suis le plus petit
Je serai avec toi !
Donne-moi un signe

Et ce signe est d'ordre magique et se termine pour Gédéon par un *malheur à moi j'ai vu l'ange de Yahvé… Non tu ne mourras pas…*

Après cette mise à distance de l'ange de Yahvé par Gédéon, nous assistons au renversement des autels à Baal, à la mise à mort des taureaux sacrés, tandis que les pieux sacrés, les arbres sacrés sont coupés par Gédéon.

On n'est pas surpris que les gens de la ville, c'est-à-dire le mimétisme, demandent que Gédéon soit mis à mort en raison de ces sacrilèges. À quoi s'oppose Joas, son père, qui cautionne en quelque sorte les actes de désacralisation de ces mondes magiques : *que chacun défende lui-même sa cause.* À Vaucresson, Rosolato avait insisté sur ce point.

– Dans la seconde partie du récit :

Gédéon dit à Dieu : Si vraiment tu veux délivrer Israël par ma main comme tu l'as dit, voici que j'étends sur l'aire une toison de laine : s'il y a de la rosée seulement sur la toison et que le sol reste sec, alors je saurai que tu délivreras Israël par ma main comme tu l'as dit.

Entre Yahvé et Gédéon, la première des conditions posée par Gédéon est donc de partir du bon pied, sur de bonnes bases, et cette base n'est autre que le lien originel de la relation mère enfant que symbolise la toison posée sur le sol. Et qu'est-ce qu'une toison posée sur le sol sinon une relation encore fusionnelle entre la terre mère et l'enfant, impersonnelle mais déjà en appel, *via* l'anticipation parentale, paternelle, d'une *individuation toison peau contenante* qui prendra toute sa dimension à la fête des tentes qui la redoublera, fête de la reconnaissance pour le chemin parcouru au dehors et au-dedans de soi et avec les autres. À travers la toison posée sur le sol et appelée à son individuation reconnaissante, c'est l'*arché* et le *télos* de l'engendrement entre enfance et parentalité qui accordent déjà leurs résonances, donnant à voir leur mutuelle originarité.

Car il s'agit bien de corporéité et de rythmicité, indissociablement, entre enfance et parentalité. *Si demain... alors je saurai que tu veux.* Non contente d'étendre la toison, la parentalité ouvre le temps au moyen d'une implication rythmique de soi qui sépare et relie *l'un peu en avant de* avec l'*à partir de.* Séparation transformatrice, empathique, donneuse de rosée, seulement sur la toison alors que le sol reste sec : il est clair que la rosée ne concerne que cette relation-là entre enfance et parentalité, cet enfant-là et cette parentalité-là.

On a le sentiment que Gédéon aide Yahvé à découvrir ce qu'est l'engendrement du corps propre[17] qui pourrait sauver Israël de la violence et de la confusion. Dans cet engendrement corporéité (peau toison), rythmicité (lendemain), moment pathique du sentir (rosée), sont en incidence interne réciproque et totale. Et ce qui intègre les uns aux autres ces ingrédients, au sein d'une logique de l'engendrement, c'est l'implication empathique et rythmique de la parentalité.

Et il en fut ainsi.

---

[17] Maldiney (Henri), *Penser l'homme et la folie*, Paris, Jérôme Million, 1985, p. 247-248. « Dans cet engendrement auto constitutif du corps propre, de son propre pouvoir être, corporéité (peau toison), rythmicité (lendemain), moment pathique du sentir (rosée), sont en incidence interne réciproque et totale comme dans ce qui constitue l'unité d'une œuvre d'art. »

Un mouvement est lancé, un contrat est rempli entre Yahvé et Gédéon. Il y avait bien de la rosée sur la seule toison.

Gédéon se leva le lendemain, il pressa la toison et de la toison il exprima la rosée, une pleine coupe d'eau.

La manivelle a fait un tour complet et Gédéon est lui-même plein de rosée, ce qui lui donne l'envie de se lever le lendemain et de presser la toison. Et, de la toison, il exprima une pleine coupe d'eau, manière d'en garder mémoire, une mémoire engendrante d'une capacité articulatoire. La manivelle a fonctionné une seconde fois. Manière d'avoir compris qu'elle le pourra encore et encore, non sans reconnaissance à l'égard du chemin parcouru et de son intelligibilité indissociablement corporelle, profane, prophétique.

Gédéon dit encore à Dieu : que ta colère ne s'enflamme pas contre moi si je parle encore une fois. Permet que je fasse une dernière fois l'épreuve de la toison : qu'il n'y ait de sec que la toison et qu'il y ait de la rosée sur tout le sol. Et Dieu fit ainsi en cette nuit-là. La toison seule resta sèche et il y eut de la rosée sur tout le sol.

Si la toison peau est sèche, c'est parce que la rosée, le pathique ont été intériorisés, appropriés, mentalisés et corporéisés par Gédéon. À partir de quoi, il sait que l'humidité couvre l'espace du monde, ce qui lui permet de rencontrer tout existant qui sait d'expérience ce qu'est l'intégration/transformation/anticipation de la rosée liée à l'émergence de soi.

La deuxième épreuve de la toison ouvre donc sur un *nous instrument* qui permet la rencontre. C'est cette expérience corporelle pathique et rythmique qui permet à Gédéon, à Israël, aux Madianites, d'intégrer la violence au sein *d'un moi, d'un soi, d'un nous instruments* et de sortir de la confusion et de la rivalité.

Cette expérience à portée universelle et protège du repli narcissique, y compris groupal.

La double épreuve de la toison est donc une deutérose corporelle prophétique et profane. Elle abolit la sacralisation guerrière. À travers cette double épreuve, c'est le prophétisme lui-même qui prend peau, racine, qui s'émerge, se met en acte et se donne à voir. C'est ce prophétisme-là, corporellement et mentalement ancré, intégré/intégrant qui peut sauver Israël et Madian, et en particulier les sauver de tout processus idéalo-mimético narcissique et sacré. En ce sens, la double épreuve de la toison est une deutérose, un redoublement doublement ouvrant sur *l'à partir de et l'un peu en avant de*, problématique commune à tout existant, à toute culture. Cette deutérose purement profane relève de la capacité à être soi et n'a en rien besoin d'une réponse de Yahvé qui d'ailleurs ne répond pas, comme s'il se coulait dans le processus lui-même. Tandis que Gédéon se dressait au péril de l'espace, le dieu magique qu'était Yahvé s'est évanoui cédant la place à une présence corporelle, prophétique et profane en ouverture à l'ouvert.

Dans cette approche, rythmicité, corporéité et moment pathique du sentir sont en incidence interne réciproque et totale, mutuellement intégrés intégrants. Cette corporéité-là est l'épistème analyseur et critique à l'égard de toute parentalité, y compris celle de tout Yahvé. Elle a portée universelle.

Qu'en est-il du monde de Yahvé-Yérubaal ?

Font suite dans le récit l'inversion et le renversement des dynamiques mises en œuvre par Gédéon. Cette fois, c'est l'idéalisation d'un narcissisme omnipotent, rival et envieux qui impose son tempo et sa solution destructrice. C'est ce que signifie d'ailleurs le changement de nom de Gédéon, qui devient Yérubaal. Il s'agit d'une étymologie populaire, idéalo-mimétique qui signifie *baal protège le porteur du nom*. À travers ce changement de nom, c'est l'implication corporelle de soi que signifiait Gédéon qui s'inverse et devient désimplication de soi dans un en face langagier appelé Yérubaal, dont le Yahvé envieux est l'instance originaire.

Yahvé dit à Yérubaal : le peuple qui est avec toi est trop nombreux pour que je livre Madian entre tes mains : il pourrait en tirer gloire à mes dépens et dire c'est ma propre main qui m'a délivré. Et maintenant proclame donc ceci aux oreilles du peuple : que celui qui a peur et qui tremble s'en retourne...

La rivalité envieuse de Yahvé est explicitement l'épicentre de ce monde. Rien ne l'arrête. Apparemment, elle ne s'exerce qu'à l'intérieur du récit concernant Yérubaal. En réalité, elle ne cesse d'inscrire ses pas dans ceux de Gédéon pour les copier, les inverser, les détruire, et ce n'est évidemment pas le fait du hasard. Précédemment, après avoir récusé toute mainmise d'un sacré magique, *Gédéon défendait lui-même sa cause*, alors que présentement Yérubaal est un exécutant soumis à un *Yahvé dit*, c'est-à-dire au sacré magique. Gédéon ouvrait le vide originaire en faisant l'expérience de la rosée du lendemain, alors que tout est clos dans le monde de Yérubaal. C'était le corps peau-toison qui était étendu sur le sol et qui vivait l'ouverture du temps, et cette ouverture du temps par le corps était à la fois rythme et source de rosée, de pathique ; alors que dans le monde de Yérubaal il n'y a pas de rosée, pas de pathique, pas de rythme, pas de temps, pas de corps, pas d'engendrement. Il n'y a que l'immédiateté de la rivalité envieuse.

Puis la rivalité envieuse de Yahvé s'attaque à l'engendrement de l'instrumentalité au moyen de la peur et de l'omnipotence ; au moyen du mimétisme qui substitue 30 000 combattants, c'est-à-dire la foule, à l'individualité de Gédéon. À la toison étendue sur l'aire et pleine de rosée dans un monde ouvert sur et par le temps s'oppose la source du tremblement qui n'est que spatiale. De peur, 22 000 mains s'en retournent *comme une volée de moineaux*, maniaques. 9 700 *mettent genou à terre*, leurs mains sidérées de peur faisant cuvette mélancolique. 300 *lapent l'eau, comme lape le chien*, de peur d'être sevrés ou d'avoir à se développer sans y être aidés. Manie, mélancolie, fusion sont les trois figures possibles de la rivalité envieuse à l'égard d'une main, *d'un moi, d'un soi, instruments*. Et la destructivité de l'envie ne s'arrête pas là puisqu'elle continue à détruire la pensée de Gédéon en l'inversant, en intrusant la pensée du madianite dont témoigne son rêve, en opposition à la coupe mémoire de Gédéon et sa portée contenante. La rivalité envieuse intruse et transforme la galette du *battant le blé dans le pressoir* en épée qui débaroule dans le camp madianite, par opposition à l'articulé articulant qui caractérise la capacité de Gédéon à être en prise sur son monde. C'est l'envie qui renverse la tente, submerge l'activité langagière qui devient torche et cor, tandis que les madianites s'entretuent. Ne subsiste, sacralisée, que l'idéalisation d'un narcissisme omnipotent et envieux appelé Yahvé, en opposition à la deutérose prophétique et profane de Gédéon.

Où en sommes-nous au terme de l'analyse de ces récits ? La question est de sauver Israël de la violence et de la confusion. Il apparaît que la confusion entre le profane et le sacré magique est première et source de violence. Qui tient la manivelle en main ? Le magique ? Le profane ? Sur ce point, il est possible de clarifier la situation en défendant soi-même sa cause. Puis l'implication empathique et rythmique de soi dans l'attente de la rosée devient mouvement, manivelle engendrante d'une capacité à tenir la manivelle en main, en ouverture à l'ouvert du monde. À quoi s'oppose la rivalité envieuse d'un narcissisme omnipotent toujours menacé d'être sacralisé.

D'où viennent les figures de Gédéon et de Yérubaal ?

Afin de conforter la dimension critique, prophétique, du Livre des Juges dont Gédéon et Yérubaal sont les figures typologiques, nous croyons nécessaire de donner à voir d'où et comment procède leur avènement.

Adoni Bezeq

Dès les premières lignes du premier chapitre, nous rencontrons Adoni Bezeq, roi cananéen en guerre avec Israël, roi déchu dont on a coupé les pouces avant de l'emmener mourir à Jérusalem. La situation est explicitement violente et mimétique : *soixante-dix rois avec les pouces des pieds et des mains coupés ramassaient les miettes sous ma table. Dieu me rend ce que j'ai fait.* La table clive l'espace du monde en deux. Au-dessus, la royauté de l'omnipotence narcissique. Au-dessous, l'instrumentalité du corps propre réduite à l'état de miettes. Le clivage fait que de l'un à l'autre rien ne se transforme.

Le seul changement possible est celui d'un renversement de situation. *Dieu me rend ce que j'ai fait*, ce qui revient à diviniser/sacraliser le mimétisme. Seule perdure l'idéalisation/sacralisation d'un narcissisme destructeur et envieux, comme il en ira dans le monde de Yérubaal que prépare Adoni Bezeq.

Nous sommes dans un monde sans ouverture, dépourvu d'implication empathique et rythmique, sans existant en propre. Dans le Livre des Juges, diverses figures s'interposent entre celle d'Adoni Bezeq et celles de Gédéon/Yérubaal, ou leur font suite telle l'histoire de la concubine découpée en douze morceaux. Nous nous proposons de nous arrêter à celle d'Ehoud dans son rapport à Eglon. Rapports à travers lesquels le schème de l'implication empathique et rythmique de soi dévoile son opérativité instrumentante et sa portée critique, à l'encontre de l'idéalo-mimétisme et de son opérativité destructrice.

Ehoud et Eglon

Ehoud, un héros benjaminite, assassine le roi de Moab, Eglon, qui opprime Israël. La particularité de cet épisode est qu'ils sont l'un et l'autre handicapés.

Tout commence pour Ehoud par l'inadéquation de ses possibilités à sa vocation de sauveur. Inadéquation corporelle puisqu'il est benjaminite, c'est-à-dire *fils de la main droite* alors qu'il est *lié de la main droite*, c'est-à-dire gaucher. Il y a donc inadéquation entre le corps tribal et le corps propre. Inadéquation langagière puisque son nom, Ehoud, signifie *puissance, majesté*, ce que contredit son handicap. Le handicap d'Ehoud est donc double, corporel et langagier, et il porte sur le pouvoir de transformation de la main. Comme d'habitude dans la Bible hébraïque, le narrateur se contente de l'essentiel en fonction de son récit, focalisant l'attention sur ce qui est utile pour comprendre la situation. Et cet essentiel a rapport à la main et, par-delà la main, à sa capacité de transformation. Quelle peut donc être la transformation qu'opérerait une main enfermée dans le corps qui la porte et le langage qui la dit, si ce n'est une transformation mentale et créationnelle ? Et alors quelles en seraient les modalités ? De son côté, Eglon est lui aussi enfermé dans le langage à travers le mot *Egel* qui veut dire veau et *Agal* qui veut dire rond. Eglon est donc un veau gras. Il est de plus enfermé dans sa corporéité à travers son obésité. Le handicap d'Eglon est donc double, langagier et corporel. C'est un veau gras, obèse, emprisonné corporellement dans la graisse de son ventre et mentalement dans celle de son omnipotence narcissique qui sature sa pensée au point de le rendre incapable de penser. Les deux handicaps sont donc de part et d'autre corporels et langagiers, à la fois mimétiques et différents. Une différence dont nous avons à élucider la nature, l'originarité et la portée.

La problématique de départ met en opposition deux handicapés enfermés par et dans leur corps et le langage. Il est par ailleurs convenu de part et d'autre qu'Ehoud doit porter un tribut de vassalité au roi Eglon, ce qui devient pour Ehoud une occasion de l'assassiner, mais aussi de transcender la vassalité par la liberté créationnelle. Le récit déploie le mouvement d'aller et venir *entre l'un peu en avant de et l'à partir de* qui n'est autre que celui de l'implication empathique et rythmique de soi, de la deutérose corporelle prophétique.

Qu'en est-il de *l'à partir de* auprès duquel il importe que nous nous impliquions pour être à son contact ? D'un côté, nous avons un veau gras plein de puissance et plein de lui-même pour lequel le mouvement n'est qu'un transit sans transformation, un passage d'une bouche à l'autre. De l'autre, nous avons un handicapé de la main droite pour lequel le mouvement est l'occasion d'un double jeu. L'idée d'Ehoud est de fabriquer une dague à deux bouches qui symbolise Eglon et de la cacher sous sa main droite handicapée. Ce faisant, Ehoud s'implique avec empathie au plus près d'Eglon et au plus près de lui-même. La seconde idée d'Ehoud est de prendre en compte la vie mentale d'Eglon si pleine de lui-même qu'il n'y ait de place que pour lui-même. Il anticipe par ailleurs l'instant de leur rencontre, *l'un peu en avant de*, c'est-à-dire son rythme. Corporéité, empathie et rythmicité sont et seront en incidence interne réciproque et totale à travers l'implication d'Ehoud au plus près du monde d'Eglon.

L'à partir de comprend par ailleurs la remise du tribut de vassalité et la garde des soldats chargés de protéger Eglon. *L'un peu en avant de* va consister pour Ehoud à jouer un double jeu, celui de donner à penser qu'il n'est qu'un handicapé qui vient rendre son tribut de vassalité, ce qui éloigne tout soupçon de dangerosité ; celui de donner à croire qu'il reconnaît à Eglon le titre de roi à l'égal d'un dieu, ce qui renforce la suprématie d'Eglon et son endormissement mental.

Les doubles jeux d'Ehoud convergent vers l'instant de la remise du tribut qui ne peut qu'être double. Ehoud et ses compagnons remettent le tribut à Eglon entouré de sa garde et s'en retournent chez eux. Le contrat de vassalité est parfaitement et simplement acquitté. Il y a rien à redire, sauf qu'il y a tout à dire. Ehoud fait demi-tour seul. Que veut, que peut cet handicapé isolé ? Il a un secret de la part de Dieu pour le roi. Une telle pensée procède de l'implication empathique d'Ehoud au plus près de ce qu'il connaît de la royale suffisance d'Eglon avec laquelle il est en parfaite adéquation. C'est *à partir de* cette implication empathique adéquate qu'Ehoud anticipe un peu en avant de la réceptivité d'Eglon à un message venu de Dieu.

Silence, dit le roi qui fait sortir tous ses serviteurs. Ce silence fait écho au handicap langagier d'Eglon veau gras et d'Ehoud *fils de la main droite, majesté puissance.* Ce silence dit ne pas s'arrêter au langage, mais de le traverser à partir de lui-même pour l'ouvrir *un peu en avant de lui-même*, à plus que lui-même. Traverser *le veau gras*, c'est s'ouvrir à la suffisance narcissique, à sa débilité qui déborde le langage. Traverser *le fils de la main droite*, c'est s'ouvrir à la part que prend cette main handicapée dans la réussite de l'assassinat et donc déborder la corporéité. La dynamique transformatrice, transcendantale, qu'est la deutérose corporelle prophétique appelle *un peu en avant de* et elle ne le fait qu'en prenant racine dans *l'à partir de.* Ce faisant, elle traverse et dépasse les handicaps corporels et langagiers dont elle dévoile la signifiance, l'endormissement du mimétisme pour Eglon, la créativité de l'implication empathique et rythmique pour Ehoud.

Secret dont le roi semble partager la nécessité de l'intimité, puisqu'il reçoit Ehoud sur le trône des toilettes ! *J'ai une parole de Dieu pour toi*, dit-il au roi qui se lève pour l'entendre, idéalisation narcissique et mimétique oblige… et recevoir en plein ventre la dague à double tranchant si longuement préparée, dague de l'idéalo-mimétisme dans lequel le roi est enclos. *Il l'enfonça dans son ventre et même la garde entra après la lame et la graisse se ferma sur la lame mais il ne retira pas la dague de son ventre qui sortit avec les excréments par le trou d'évacuation.* Ehoud sortit vers le portique et il ferma la porte de la chambre sur Eglon qu'il verrouille. Ehoud part tranquillement afin de ne pas donner à penser qu'il s'enfuit, tandis que les serviteurs comprennent que le roi est dans les toilettes à se soulager et qu'il importe de le laisser tranquille.

Le texte met l'accent sur la centralité du récit et sur sa signifiance. Ehoud accomplit le contrat de vassalité. Il remet le tribut à Eglon et plus encore puisqu'il remet Eglon à Eglon, la toute-puissance et la suffisance narcissique, dont il est l'origine et la fin, Dieu, le trône vers lesquels convergent tous les mouvements de son monde et qui l'engloutissent. Ce faisant, à travers Eglon, c'est le mimétisme lui-même qu'Ehoud remet au mimétisme, démasquant l'origine de l'accélération, de l'emballement, de la précipitation, inhérents au mimétisme lui-même, y compris le mimétisme qui menace la relation entre l'être et le langage par laquelle le langage peut engloutir l'être. En ce sens, la dague à deux bouches est une trouvaille de génie par laquelle Ehoud illustre une corporéité engloutie par le mimétisme. Mais il met également l'accent sur le fonctionnement de sa vie mentale, sur la rigueur de sa capacité implicative, empathique et rythmique, son double jeu, son humour, sa créativité, sa drôlerie, sa liberté, que n'arrête pas un handicap corporel ou langagier, sur lesquels bien au contraire il prend appui pour les transformer/transcender.

Pour nous, l'intérêt de ce récit est de mettre en opposition les redoublements qui caractérisent le monde d'Eglon et le monde d'Ehoud. Les redoublements du monde d'Eglon sont de simples répétitions, rien ne change ni ne se transforme d'une bouche à l'autre ; les redoublements du monde d'Ehoud sont, en revanche, des métamorphoses, des trouvailles inimaginables dont il est le créateur. Ehoud prépare Gédéon, Eglon prépare Yérubaal. Et à travers ces figures, c'est la destructivité du mimétisme qui est démasquée et la créativité de l'implication empathique et rythmique de soi qui se fait appelante et critique, mouvement dont le corps propre est l'épistème analyseur à partir de ce moment de l'histoire que fut l'Exil en Babylone.

L'espace de la pensée biblique après l'Exil

Ces écrits du Livre des Juges sont des reprises deutéronomisantes de *l'histoire*. Ils datent de *l'environ de l'Exil*[18] qui inaugure une mutation psychique à l'intérieur même de la continuité de la pensée biblique, une nouvelle conception de l'activité de liaison interne à la notion de liaison. Cette mutation et cette continuité s'originent historiquement dans la destruction du temple de Salomon en -586 qui fut une chance pour Israël car elle lui permit de sortir d'une impasse et, malgré la reconstruction du 2e temple en -515 et la fin de l'Exil en -535, il n'y fit jamais retour. D'autant que la radicalité de cette destruction s'est accompagnée d'un abandon de la langue hébraïque au profit de l'araméen, langue locale, et même de la religion hébraïque qui devint le judaïsme. En ce sens, l'Exil va constituer, pour le peuple hébreu, l'occasion inespérée de renouer avec l'originarité mosaïque, la spiritualité de l'exode, de la marche, tandis que la pratique cultuelle retrouve une relation personnelle avec son Dieu dans la tente du rendez-vous, à distance d'un culte sacrificiel. Ne peut-on entendre Gédéon demandant à Yahvé son accord pour étendre la toison sur l'aire ?

Encore va-t-il falloir assurer la pérennité de la relation d'Alliance retrouvée entre ce peuple et son Dieu et trouver les moyens de se protéger des vicissitudes de l'histoire actuelle et à venir, inventer une manivelle, une deuxième lecture de l'histoire fondée sur l'implication empathique et rythmique de soi

---

[18] Simoens (Yves), « L'unité de l'un et l'autre testament selon Paul Beauchamp », in *Actes du colloque*, Paris, 2004, p. 28.

en vue de l'engendrement d'un temple de chair. C'est l'époque où se rédigent les mythes de la genèse, de l'Eden, de la chute, du meurtre de Caïn, du déluge et de Noé, où se rédige la geste patriarcale…

C'est ainsi qu'une nouvelle organisation de la tradition orale, centrée sur la transmission/mémorisation/incarnation de la parole[19], formera désormais la spécificité du judaïsme. *Si demain il y a de la rosée alors je saurai que tu veux sauver Israël par ma main.* Corporéité, rythmicité, sentir, sont intégrés dans une relation d'alliance entre Yahvé et Gédéon. D'où résulte une nouvelle activité de liaison entre enfance et parentalité. *La nouvelle Alliance sera différente de l'Alliance que j'ai connue avec leurs pères quand je les ai pris par la main pour les faire sortir du pays d'Égypte… Voici donc l'Alliance que je conclurai avec la communauté d'Israël en ce jour-là : je déposerai mes directives au fond d'eux-mêmes, les inscrivant dans leur être* (cœur). *Ils deviendront un peuple pour moi… apprenez à me connaître…, je pardonne leurs crimes, leurs fautes, je n'en parle plus.*

Que retenir de la différence entre la première et la deuxième Alliance ? Il ne s'agit plus de prendre par la main comme on le fait avec des enfants, ni de se référer à une loi, mais d'inscrire, dans le cœur de chacun, au plus près du pathique, une directive en vue d'un devenir appelé *engendrer un peuple.* Devenir qui est de l'ordre d'un apprentissage, d'un engendrement progressif. Le lieu de la faute n'est plus dans la non-conformité à un idéal, mais dans la non-participation à un processus d'empathie, d'engendrement mutuel[20]. À la pensée d'une révélation dans l'histoire se substitue progressivement la pensée de l'histoire dont l'engendrement du corps propre est l'épistème analyseur. À travers le deutéro Isaïe puis les figures du Livre des Juges qui constituent le vertex de la pensée prophétique, cette pensée

[19] Guigain (Frédéric), « Transmission/mémorisation/incarnation », in *Exégèse d'oralité, op. cit.*, p. 8-14.

[20] Meitinger (Serge), (dir.), *Henri Maldiney, une phénoménologie à l'impossible*, Paris, Le Cercle Herméneutique, p. 132-140.

de l'engendrement s'appelle ouverture à l'enfant et aux Nations, ce que signifie la double épreuve de la toison.

Outre la primauté du pathique, la notion de rythmicité est au cœur de la transmission/mémorisation/corporéisation de la parole. Nous sommes passés d'une relation homme-Dieu, plutôt statique et langagière, dans laquelle Yahvé donnait des ordres comme à Yérubaal, à une autre relation dont l'épicentre est bien signifié par la rosée du lendemain posée sur la toison étendue sur l'aire, où s'appelle l'implication empathique et rythmique de soi. La Torah est fondamentalement orale. Elle est l'originarité de l'histoire se faisant, du corps propre s'engendrant, de la parentalité à l'état naissant.

Il faudrait insister sur le fabuleux travail de mémorisation de la Torah par le peuple hébreu, qui fait suite à la destruction du temple de Salomon ; sur le développement des pratiques mnémo-techniques fondées sur la rythmicité ; sur la primauté du pathique, du « cœur » et du corporel devenu temple de chair. Le point focal de cette transmission est celui de la précision[21], puisqu'il s'agit de donner à partager le moment pathique du sentir entre enfance et parentalité par lequel s'engendre la créativité développementale ou le désaccordage pathique et rythmique dont la portée est pathogène. À la précision du moment pathique du sentir entre enfance et parentalité dans l'ordre de l'existence correspond la précision de la transmission de ce moment dans l'ordre de la parole et de l'écriture. Et sur cette question de la précision, les récits concernant Ehoud et Eglon ou ceux de Yérubaal en rivalité avec celui de Gédéon, sont, à la virgule près, d'une précision

[21] Guigain (Frédéric), « La spécificité anthropologique de la mémoire (et de la rythmicité) », in *Exégèse d'oralité, op. cit.*, p. 41-50. Importance de la « précision », p. 41. Voir Rosenfeld (Herbert), « Facteurs thérapeutiques et anti-thérapeutiques du fonctionnement de l'analyste », in *Impasse et Interprétation, op. cit.*, p. 41-59.

d'orfèvre. C'est dès le contact que se donne à voir la précision de la disjonction ou de l'intégration. Un contact qui est par exemple à la fois dans le concret de la dague à deux bouches et dans la pensée très élaborée de la stratégie de l'assassinat d'Eglon, de sa propre liberté créationnelle et ludique. Un contact prophétique capable de tenir à la fois *l'un peu en avant de* avec *l'à partir de*.

C'est par les prophètes que l'on comprend la Bible. C'est même la seule manière de la comprendre, parce que ce sont les prophètes écrivains qui ont permis la composition de l'Ancien Testament. Sans eux, c'était impossible. La Bible s'est constituée à la fin de cette période prophétique. Car, pour faire une histoire, il faut en voir l'unité et ils ont découvert l'unité de l'histoire justement. Si on ne trouve pas cette unité, on ne peut pas faire l'histoire parce qu'on n'en a pas le lien profond. Et ce lien est celui de l'implication de soi où s'engendrent la capacité à tenir la manivelle en main, l'originarité du temps et du soi, où s'articulent implication parentale et engendrement du corps propre, comme l'ont montré les fictions des juges sauveurs, scientifiquement, au détail près. Comme le signifie la parabole d'Ezéchiel des ossements desséchés au temps de l'Exil sur lesquels il appelle très précisément à prophétiser. C'est également le lieu où se fondent la liberté, la capacité décisionnelle, la vigilance du veilleur. En cette affaire, l'erreur historicisante est l'erreur totale. Il faut s'en tenir à une approche typologique comme le fait Gédéon, comme le font Ezéchiel et Isaïe.

Il apparaît ainsi que l'expérience de l'Exil a contribué à fonder/refonder le lien d'engendrement mutuel et critique entre la parentalité et le corps propre de l'enfant, dont la portée est universelle ; à réélaborer le lien législatif et prophétique inauguré par Moïse, Élie… déployé et réélaboré au cours de l'installation en Terre promise et tout au long de l'histoire d'Israël ; à se donner les moyens d'anticiper. Ce qui a nécessité l'élaboration d'une nouvelle conception de l'activité de liaison fondée sur une deuxième lecture de l'histoire, une deutérosophie ancrée au plus près du moment pathique du sentir, de la corporéité, de la rythmicité. Ce dont témoignera encore cinq siècles plus tard l'arrivée à Jérusalem depuis Babylone de son plus grand maître incontesté : Hillel. On connaît l'histoire de l'Étranger qui s'en va trouver Shammaï, rabbin de Jérusalem semble-t-il, et Hillel, rabbin de Babylone, en leur demandant de l'instruire quant à la Torah, tandis qu'il se tiendrait sur un seul pied. Urgence ou plus précisément originarité du corps propre et du temps oblige. Si Shammaï le menaça du mètre de maçon qu'il avait à la main, Hillel le reçut en lui disant : *Ce qui t'est odieux ne le fais pas à ton proche. Là est toute la Torah, tout le reste n'est qu'explication. Va l'apprendre* [22]. Reconnaissant à l'implication empathique et rythmique de soi, au plus près du moment pathique du sentir au sein de sa relation à l'autre, c'est-à-dire à un prophétisme profane, sa portée engendrante, développementale et critique dont Gédéon est le type, en opposition à un mode de pensée idéalo mimétique dont Yérubaal est le type.

La tradition hébraïque, puis judaïque, considère la fête des tentes comme la fête par excellence[23], et en a fait ainsi l'occasion des principales cérémonies nationales à la suite de Moïse, Salomon, Esdras, Néhénie. Hoshana Rabba est encore appelée fête des Rameaux, notamment à cause de la procession solennelle de la Torah sous le balancement de branchages spécifiques, qui vient conclure la fête des Tabernacles dont la tradition hébraïque a fait le mémorial annuel des quarante ans d'errance dans le désert après la sortie d'Égypte, dont on sait aujourd'hui qu'il s'agit là d'une figure sans fondement historique. C'était de la fusion et des incestes cananéens qu'il im-

[22] Beauchamp (Paul), *L'Un et l'autre Testament*, Paris, Seuil, 1990, p. 13.
[23] Guigain (Frédéric), *Exégèse d'oralité, op. cit.*, p. 89-105.

portait de s'extraire. La fête des tentes est la fête de la traversée, de la reconnaissance entre remémoration et eschatologie. *On commence à apprêter des tentes à claire-voie à travers lesquelles on peut apercevoir le ciel étoilé... en méditant sur la précarité de l'existence et le secours divin dans les épreuves... Outre la continuité de la démarche pénitentielle... la festivité se charge d'une intense signification eschatologique en devenant le mémorial explicite du rassemblement de toutes les nations à la fin des temps sous le sceptre du messie attendu.*

Les tentes (préfiguration du corps propre) *sont intentionnellement individuelles pour répondre au précepte d'être un lieu de prière et de méditation personnel de la Torah. La fête des tentes, mémorial de l'errance au désert, contient le précepte de s'inviter réciproquement dans les tentes construites à cet effet, et de ne pas laisser partir les invités sans leur offrir la possibilité de veiller sous une tente pour accomplir le précepte.* On retrouve, à travers l'individualité des tentes, l'individualité de la peau toison posée sur l'aire par Gédéon.

Nous dirons que la fête des tentes est celle de la reconnaissance d'un peuple et de chacun à l'égard de sa parentalité spirituelle et du chemin parcouru. Compte tenu de ce que ce peuple a appris à travers cette errance, la fête des tentes est riche de l'intelligibilité du comment les choses s'engendrent, riche de capacités anticipatives, eschatologiques, pour toutes les Nations et tous les engendrements, en accord avec ce que nous avons appelé une deutérose corporelle prophétique.

Ce qui hier s'est dévoilé à partir de l'Exil, entre enfance et parentalité, et qu'illustrent les figures du Livre des Juges que nous avons évoquées, apparaît aujourd'hui à travers la clinique de l'engendrement du corps propre, de sa parentalité dont il est l'épistème analyseur. Il peut sembler difficile d'imaginer que vingt-cinq siècles aient été nécessaires au dévoilement de ces évidences. Sans doute fallait-il en défricher les voies d'accès et partir du bon pas : l'originarité, l'implication empathique et rythmique de soi où se fonde la relation d'incidence interne réciproque et totale entre corporéité, rythmicité et moment pathique du sentir, persévérer dans son cheminement tout en s'y laissant instruire…

C'est ce lieu du *comment les choses s'engendrent* à même leur originarité entre enfance et parentalité que Salomon Resnik a habité, y établissant sa demeure à travers ses migrations. Ce faisant, il a considérablement ouvert le champ de la pathogénie, de la pathologie et du soin, tout en nous donnant les outils pour poursuivre ce travail d'ouverture. C'est en ce lieu que prend ancrage notre reconnaissance.

L'espace clinique

Il aurait fallu disposer de plus d'espace dans ces pages pour donner la parole à la clinique et laisser apparaître la portée clinique critique de la pensée de Resnik. Je ne peux que renvoyer le lecteur à mes publications précédentes[24] et à venir. Ce sont toutes les pathologies qui ne font pas la preuve de leur objectivité qui doivent s'inscrire sous la seule rubrique de leur engendrement. A titre suggestif, je propose quelques exemples cliniques :

Fred, 65 ans

Fred apprend dans un rêve que : *sa fille aînée venait de perdre non seulement son premier enfant mais encore son mari, père de l'enfant. J'étais triste pour elle*, me dit-il. Les parents de Fred se sont connus au maquis en 1942. Le bébé allait déjà de famille en famille car les maquisards n'étaient pas en mesure de s'en occuper. Dix-huit ans plus tard, reçu à Centrale Paris, il fait du ski et est exclu de l'école. Par la suite, il perdra un très bel em-

[24] Thouret (Dominique), *L'Engendrement du corps propre*, Paris, Le Cercle Herméneutique, 2013 ; *La Parentalité à l'épreuve du développement de l'enfant*, Toulouse, Érès, 2004 ; « L'originarité du corps propre, approche clinique critique à partir du Livre des Juges », in *À l'épreuve d'exister avec Henri Maldiney, op. cit.*

ploi sur un coup de tête. Il est rarement présent aux repas de famille, surtout lorsqu'il a dit qu'il viendrait et y vient parfois quand il a prévenu qu'il n'y serait pas. Il est invivable pour ses enfants et sa femme. Dès qu'il dîne en leur compagnie, sa fille aînée quitte la table dans les cinq minutes. Dans la réalité, elle a perdu son premier enfant d'une mort subite du nourrisson. On peut penser qu'à travers son rêve, Fred se rend compte, non sans regret, qu'il a transmis à sa fille les dysrythmies mortifères de sa propre enfance, que l'idéalo-mimétisme en clivage expulsion règne en maître. Tout se joue et se répète dès le contact sur trois générations.

Marguerite, 75 ans

Dans sa jeunesse, Marguerite était hôtesse d'accueil dans une clinique. Elle y était *Madame relation* et y excellait. À la retraite, son mari se couche et régresse. Il redevient bébé au point de lui demander de le nourrir à la cuillère, ce qu'elle refuse. Placé dans un établissement d'hébergement pour personnes âgées dépendantes (Ehpad), Marguerite lui rend visite chaque jour, bien qu'il dorme. L'amour est absolu. Idéalo-fusionnel. Jusqu'au jour où la haine l'emporte. Clivage absolu, haine absolue. Deux années plus tard, Marguerite commence une sclérose latérale amyotrophique. À noter que le frère de Marguerite est psychotique dans une famille en tout ou rien. Tout se joue et se répète dès le contact. Nous sommes sous le règne de l'idéalo-mimétisme en clivage expulsion.

Brigitte, 55 ans

Brigitte est éducatrice. Elle est *Madame relation*, dans un IME pour enfants polyhandicapés, avec les professionnels et les enfants ; et en dehors de l'IME avec les parents et les soignants lors des hospitalisations, fréquentes, des enfants. L'institution accorde la primauté au relationnel. Changement de direction et de psychiatre après trente ans de cohabitation. Remplacement du modèle relationnel par une conception *projet individuel*. Plus de réunion, plus de relation. Brigitte s'efforce de tenir le relationnel, mais elle est menacée d'exclusion et doit y renoncer. Trois ans plus tard, elle commence une sclérose latérale amyotrophique, coupée en deux comme l'institution, dont elle décédera rapidement. À noter que Brigitte a perdu une sœur lorsqu'elles étaient adolescentes au cours d'une cure de sommeil. On peut penser que la famille était en tout ou rien. Tout se joue et se répète dès le contact. Là encore, l'idéalo-mimétisme en clivage expulsion impose sa matrice.

Michou, 4 mois

Michou arrive cyanosé, tétanisé, à l'hôpital mère-enfant. Il est immédiatement pensé *syndrome neurologique grave*. Mais l'hypothèse est réservée car il est amené par la gendarmerie. Une infirmière émue par la fratrie qui l'accompagne, offre un gâteau à la petite sœur. Elle le met à sa bouche mais le papa s'en empare et le mange. Le problème semble social. De fait, trois semaines plus tard, Michou est souriant, épanoui et va de bras en bras dans le service. Les examens médicaux n'ont rien montré et il est envoyé à la cité de l'enfance où les parents ont droit de visite le jeudi. Première visite, Michou refuse le biberon du soir. Il dort mal et décède le vendredi matin. Pour nous, il est clair qu'il a connu la détresse de la naissance à quatre mois dont il se protégeait par la tétanie, défense qu'il a abandonnée dans le contexte de l'hôpital. Revoir des parents dont il ne se méfiait plus l'a foudroyé. On n'est pas surpris qu'il ait été dit en milieu hospitalier qu'il aurait fallu poursuivre les examens… Tout se joue autour de la notion de contact dans la famille, à la cité de l'enfance, au CHU. Ce qui n'est pas perçu, c'est l'importance de l'implication empathique et rythmique de soi dès le contact. À défaut, l'idéalo-mimétisme impose sa loi mortifère.

Mateo, 12 ans

Mateo semble sidéré. Il ne parle quasiment pas, marche à peine, est sans initiative, sans jeu, comme stupide. Il a 12 ans et est suivi depuis l'âge de 3 ans d'abord au sein d'un petit groupe sur le secteur puis, de 6 à 12 ans, au sein d'un IME. Sa grande sœur de deux ans son aînée est vivante, créative, brillante. Les parents sont d'origine étrangère. Sa mère serait parvenue à échapper à un mariage forcé que voulaient lui imposer son père et ses frères. Elle aurait aimé devenir interprète car le turc, le russe, l'allemand, le français lui étaient familiers... Dans le cadre de l'IME, nous avions des réunions de parents deux fois par trimestre sur chaque classe et les parents de Mateo y participaient très régulièrement, en s'y impliquant, avec intelligence et détermination. Ils faisaient l'impossible pour aider leur garçon, sans résultat. Bien entendu, toutes les recherches possibles avaient été faites au CHU. Mateo a bientôt 13 ans. Il doit quitter l'IME pour l'IMPRO, nous sommes en juin. Dernière réunion de parents de l'année, nous parlons rêves. *Je me souviens de cauchemars que je faisais quand j'étais enceinte de Mateo. Je rêvais qu'on lui coupait les bras et les jambes, qu'on lui coupait la langue. J'étais terrorisée par ces cauchemars.* La parole circule, ça va, ça vient... Et on se quitte définitivement. Sur le chemin du retour, j'associe évidemment les sidérations de Matéo et les cauchemars de sa mère. Elle faisait vivre, à son propre insu, à son garçon ce que son père et ses frères lui avaient fait vivre en la séquestrant et en l'empêchant de devenir interprète. J'apprendrai un an plus tard que sa mère était partie, abandonnant son mari et ses deux enfants... Il n'est question que du contact, un contact dont le corps de la maman garde mémoire ainsi que ses rêves, une mémoire qu'elle transmet au corps de son fils, à l'insu de sa propre mémoire consciente. Un contact qu'elle met en acte un an après en avoir parlé sans s'en rendre compte, semble-t-il. Malgré ce qui a été de l'ordre d'une implication empathique et rythmique de soi dans chaque réunion depuis dix ans, la toute-puissance idéalo-mimétique, la rivalité envieuse, l'ont emporté.

Ces cinq exemples cliniques donnent à voir comment, sur trois générations, se transmettent, en deçà de la conscience via le vecteur contact, les processus idéalo-mimétiques et leur portée destructrice du fait de l'insuffisant de l'ancrage des processus implicatifs empathiques et rythmiques dès le contact originaire.

L'espace culturel

Là encore, il aurait fallu disposer de plus d'espace dans ces pages pour laisser apparaître, à travers la confrontation à quelques auteurs, la portée clinique critique de la pensée de Resnik à l'égard de la parentalité culturelle. À défaut, il est parfois possible d'appréhender la problématique de l'engendrement chez ces auteurs, via le statut de leur corps propre dans leur propre vie.

Le point focal, dans leur pensée comme dans leur vie, est toujours celui de l'incidence interne réciproque et totale du pathique, du rythmique et du corporel, via leur propre implication de soi. À défaut, nous sommes dans la dissociation et leur corps le dit. Blaise Pascal meurt d'un cancer de l'estomac à 39 ans, sa sœur Jacqueline meurt d'angoisse à 36 ans. À 35 ans, René Girard fait un cancer de la peau, à 85 ans une chute mélancolique qui le laisse sans mémoire, tandis que Dostoïevski, auquel il aime se référer, *est une éponge géniale* épileptique, balançant entre manie et mélancolie. Paul Beauchamp, exégète de référence pour la seconde partie du XXe siècle, meurt d'un cancer ; tandis que Franz Rosenweig, philosophe de la pensée juive à cette même époque, *étoile dans le siècle*, auquel il aime se référer, meurt d'une sclérose latérale amyotrophique à 43 ans, dont il n'est pas très difficile d'appréhender la genèse à partir de son histoire et de sa pensée. Ces corps privés de vie demandent qu'on démasque l'engendrement de cette privation à partir de leur propre pensée. Et, à notre sens, la pensée implicative, empathique et rythmique de Resnik le permet.

Reconnaissance

Il me plaît d'évoquer Isaïe pour dire à Salomon Resnik le pourquoi, le comment, le lieu originaire de ma reconnaissance. Ce verset est choisi par Christoph Théobald[25] pour donner le ton à une réflexion sur l'apocalypse dans la théologie contemporaine. Il me paraît en adéquation avec la tonalité de la clinique de l'engendrement du corps propre qui devrait désormais constituer le passage critique obligé de toute démarche religieuse. *Veilleur, où est la nuit ? Veilleur où est la nuit ? Le veilleur répond : le matin vient et de nouveau la nuit. Si vous voulez encore poser la question, revenez.*

[25] Théobald (Christoph), Isaïe 21/11.

Une transmission de rêve

JULIEN BUFNOIR

« Il y a la vie et la mort et il y a les énigmes… Et je pense qu'il faut tenir aux énigmes et que la vie est une recherche. »
Salomon Resnik, le 11 Janvier 2017

Par ces mots, Salomon Resnik mit fin à notre dernier groupe de travail clinique mensuel. Nous étions peut-être ses derniers élèves, les ultimes témoins d'un enseignement fécond et original, nourri par sa longue expérience. Salomon Resnik se trouvait alors dans cet entre-deux énigmatique, encore très présent, encore très vivant, mais il savait sa fin toute proche, « une fin donc le début d'un nouveau cycle… ».

Ce texte se veut être un mélange presque impressionniste de pensées, de citations, d'anecdotes, de rêves et de mots entendus lors de nos rencontres régulières des dernières années, rencontres dont j'aimerais vous transmettre au mieux la matière et le « climat », en convoquant impressions et souvenirs, et en les narrant comme des bribes de rêves.

Comment partager la transmission orale de Resnik ? Sa voix, son accent si particuliers – car porteurs des traces d'une longue odyssée depuis Odessa peut-être, Buenos Aires en tout cas, jusqu'à Venise et Paris en passant par Londres – sont encore dans mon oreille, mais des mots imprimés ne peuvent les donner à entendre. Comment inscrire la parole et retranscrire l'entendu, dans une tentative d'approcher ce que serait « en soi » cette transmission, comme le « point O » de Bion qui sans cesse se dérobe ?

Dans le premier tome du *Mémoire du temps à venir* [1], intitulé « Le Rêve », Bion écrit que « la psychanalyse en elle-même n'est que la rayure sur la fourrure d'un tigre, peut-être, un jour, rencontrera-t-elle le tigre, la chose en soi : "O" ? Et à propos de tigre, Resnik nous rapporta un jour une séance de travail en groupe avec Bion. Un analyste racontait un souvenir, ou peut-être un rêve... Il disait que dans le silence de la nuit, sous sa tente, il avait entendu le souffle du tigre. Bion s'était alors exclamé : « *Yes ! That's it !* », et, de même, en nous le racontant, Resnik s'était exclamé, projetant son buste en avant, « Oui, c'est ça ! », avec ce geste de l'index pointant combien nous approchions de quelque chose d'important, d'un éclat de lumière absolue. L'effet fut saisissant, il se passait quelque chose... Mais quoi exactement ? Il semble que cette incompréhension même, associée à l'émotion ressentie, agissait et transformait. Durant ces années de travail avec lui, revenait souvent cette sensation de ne pas comprendre tout à fait ce qui se disait, ce qui arrivait, tout en sentant pourtant qu'il se passait quelque chose... Me viennent les mots de Thomas Ogden : « Ce qui est important n'est pas ce qu'une personne apprend ni ce dont elle se souvient, mais comment l'expérience l'a transformée. C'est aussi vrai pour le rêve : un rêve est important seulement en ce qu'il a pu nous changer. Nous n'avons même pas besoin de nous en rappeler. Quelque chose a eu lieu qui fait que nous sommes différents[2]. »

---

[1] Bion (Wilfred R.), *Un mémoire du temps à venir*, Larmor-Plage, Éditions du Hublot, 2010.

[2] Ogden (Thomas), *Interview par Noya Kohavi*, Haaretz, 29 mars 2017, p. 8-9 (ma traduction).

On ne peut transmettre que ce que l'on a appris, que ce que l'on a soi-même reçu. Auprès de qui Resnik avait-il fait son « apprentissage » ? Étant entendu que ce processus d'apprentissage reste toujours marqué du sceau de l'inachèvement...

Les rencontres

Resnik évoquait souvent ses maîtres, le caractère singulier de sa rencontre avec chacun d'eux : de Pichon-Rivière, par exemple, il gardait le souvenir de leurs conversations nocturnes dans une librairie de l'avenue Corrientes à Buenos Aires, « chacun versant ses idées comme on verse un verre de vin », disait-il. Il était question de poésie, de philosophie, d'art... À propos de Melanie Klein, il racontait avec amusement son premier rendez-vous chez elle : comment, perdu dans le *fog* londonien, il avait demandé son chemin à une femme, dont il s'était avéré, incroyable coïncidence, que c'était Anna Freud elle-même.

Ses rencontres de personnalités remarquables et prestigieuses au cours de sa longue vie ont été innombrables, et il se plaisait à les nommer. Cela pouvait agacer parfois, donner l'impression d'un usage excessif du *name-dropping*. Il semble plutôt que Resnik, comme la tradition talmudique en fait l'obligation, ne manquait jamais de citer ses sources. Quand il nous parlait de quelqu'un qu'il était fier et heureux d'avoir connu, ce n'était pas pour s'en glorifier, mais pour reconnaître combien il lui était redevable de ce qu'il avait appris de lui, de ce que cette personne lui avait transmis. Il exprimait reconnaissance et gratitude à l'égard de ses maîtres, mais il citait aussi ses pairs, ceux qu'il admirait pour leurs idées, qu'il intégrait à son outillage de pensées. Julia Corominas, par exemple, auteure de *Psicopatologia arcaica y desarollo*[3], qui avait découvert que la capacité de préhension de la main chez l'enfant coïncidait avec le début de la

[3] Corominas (Julia), *Psicopatologia arcaica y desarollo*, Paidos Iberica, 1998.

mastication. Cette petite idée venait éclairer un cas qu'on lui apportait, il y associait alors sa propre expérience, nous racontant le premier rêve d'un petit enfant qu'il avait observé sous la supervision d'Esther Bick : l'enfant était venu à lui et lui avait pris la main en disant : « Je l'ai vue hier soir… »

Chacun de ses patients avait été aussi une rencontre, une rencontre mémorable… Des personnages avec lesquels il avait fait un bout de chemin, dans le lien, dans le transfert, et qui lui avaient aussi appris et transmis quelque chose. Avec chaque rencontre se créait un champ dans lequel de nouvelles pistes se traçaient, de nouvelles façons de voir le monde s'imaginaient. Ainsi, la question d'un enfant qui demandait : « Est-ce qu'avant de naître on était mort ? », suscitait chez lui la même interrogation : oui, avant la vie, était-ce la mort ou autre chose ? Effectivement, racontait-il, la vie naît au milieu d'un cimetière, le cimetière des millions de spermatozoïdes non nés, tous ceux qui n'ont pas été l'élu…

Ses anciens patients l'habitaient toujours et étaient « invités » au sein du groupe, il nous les donnait à rencontrer ; il nous donnait accès à leur théorie personnelle du monde ; ils devenaient si présents que, parfois, ils nous nourrissaient de leur délire, de leur théorie du monde. Et il arrivait même qu'ils nous nourrissent concrètement, quand par exemple il partageait avec nous le gigantesque panettone qu'il recevait d'une ancienne patiente, chaque année à Noël.

Resnik évoquait également d'autres rencontres, celles avec des œuvres d'art, des personnages littéraires, des figures hors-norme qui représentaient des aspects du fonctionnement psychique. Jakob Mendel, le bouquiniste de la nouvelle de Stefan Sweig était l'une d'entre elles, sa figure favorite peut-être. Le bouquiniste Mendel est un homme étrange, un catalogue vivant capable d'enregistrer et de retrouver les références d'un nombre incommensurable de livres. Il ne lit pas les journaux, n'écoute pas les nouvelles, il reste coupé du monde réel, ce qui fait qu'il ignore que la guerre est déclarée et qu'il continue à écrire, de Vienne, à ses correspondants de l'étranger, de pays devenus ennemis. Cela conduit à son arrestation et à sa déportation dans un camp de prisonniers. Resnik convoque cette figure et l'associe au fonctionnement d'un patient psychotique : des liens ont pu être établis par ce patient, liens de nature mécanique, méthodique, ritualisée, à des livres et non à d'autres humains : son humanité et son ressenti sont en crise... Dans le transfert, le patient nous transmet cette perte du lien, sa substitution par l'établissement de connexions automatisées, peut-être plus agies que ressenties et la présence vivante de l'analyste réveille chez le patient cette capacité à se relier autrement au monde externe.

La psychose

C'est avec Enrique Pichon-Rivière que Resnik a commencé de partager ce vif intérêt pour la psychose.

Pichon-Rivière parlait de personnes fragiles et sensibles qui, durant la crise psychotique, impuissantes à changer le monde qui les entoure et traumatisées par lui, se saisissent d'un objet qui les rattache à leur quotidien pour créer une autre façon de se relier à l'univers. Le patient psychotique n'est pas tout à fait un philosophe, ni tout à fait un artiste, mais, ayant perdu sa capacité à se sentir avec les autres et avec le monde, il cherche de nouvelles voies, de nouveaux liens, de nouvelles dimensions à l'existence, il tente d'écrire une nouvelle conception du monde. Resnik nous ouvrait les portes de ces univers métaphysiques du psychotique pour nous en faire découvrir la richesse et le potentiel créatif : un délire est une philosophie.

Pichon-Rivière est à l'origine de la « théorie du lien », le *Vinculo*, inspirée de la théorie de la relation d'objet kleinienne. La théorie du lien conceptualise la façon dont un sujet entre en contact avec un autre, dans une perspective dynamique : chaque lien a une structure spécifique et évolue en continu ; ce pourrait être le modèle de la relation thérapeutique ou analytique, en mouvement dans le *hic et nunc* de la séance. Resnik a travaillé cette notion, à laquelle il ajouta l'idée d'induction, liée aux phénomènes créés par le champ magnétique. Le phénomène d'induction influence, stimule la capacité de l'autre à recevoir un message qui lui a été envoyé, et qui le pousse à adopter, de façon inconsciente, le rôle qu'on lui a demandé de jouer… « On se fait des choses… », disait Bion. Ainsi, dans la situation particulière du couple analytique, le patient agit sur l'analyste et réciproquement, l'analyste agit sur le patient. Des événements et des influences inconscientes émergent, impactent l'autre dans un aller-retour constant… Rappelons que Resnik préférait parler de « double-transfert » plutôt que de relation transféro-contre-transférentielle.

Dans le travail avec le patient psychotique, l'analyste peut se sentir pris dans une situation difficilement supportable, aux limites de l'intolérable. Le patient « faisant quelque chose à son thérapeute », pour reprendre sa formule. Resnik demandait toujours à propos du patient que l'on présentait : « Qu'est-ce que cela vous fait ? Que vous fait ce patient ? » La capacité à vivre cette expérience dépend de la personnalité de l'analyste, de son degré de plasticité, de son engagement dans une aventure certes passionnante mais risquée, au caractère imprévisible : une aventure périlleuse, car prise aux rets du jeu des identifications projective et introjective des deux protagonistes. Ceci impose le déploiement d'une éthique particulière de la rencontre analyste/patient, comme on peut en trouver dans d'autres cadres, entre le maître et l'élève ou l'artiste et son modèle.

La relation analytique

Pichon-Rivière, nous racontait Resnik, envisageait la relation analytique comme une spirale en mouvement, à la manière d'un tango, chacun se laissant porter par l'autre un peu comme dans un vertige spatio-temporel... Nous retrouvions cette exigence d'une qualité de réceptivité dans notre séminaire clinique. Il nous invitait à ouvrir tout ce que nos canaux sensoriels pouvaient percevoir et nous transmettre dans la rencontre avec un patient, pour avoir une chance d'être en contact avec ses expériences primitives. Lui présenter un matériel, c'était s'exposer à être bousculé, voire déstabilisé par ses interventions, souvent fulgurantes, invitations à nous décaler toujours un peu plus dans notre regard et notre compréhension de notre patient. Il pouvait lui arriver de poser à son sujet des questions improbables, qui pouvaient nous surprendre et nous décontenancer comme : « Mais votre patient sait-il qu'il est vivant ? » « Peut-être pense-t-il qu'il est mort ? », « Peut-être n'est-il pas encore né ? » ; ou encore, à propos d'un patient souffrant de vertiges au réveil : « Mais quel genre de vertiges ? Vous en a-t-il parlé ? Il y a une différence entre être avalé par l'abîme et tomber dans le vide ! » Et lorsque nous quittions le séminaire, nous repartions, plus curieux encore, éclairés, nourris de pensées et de questions nouvelles.

Moment clinique

Charlie, un adolescent de 13 ans, sur le chemin de sa séance, dit à sa mère qu'il a aujourd'hui beaucoup de choses à raconter. On pourrait dire de Charlie que c'est un patient post-autiste ; il a beaucoup évolué depuis le jour où j'en ai parlé, il y a environ dix ans, à son séminaire. À ce propos, je m'appuie sur sa formule : « Pour faire un diagnostic, il faut regarder combien un patient est malade, pour le pronostic, combien il est sain… » À l'époque, Charlie avait des réactions de terreur face aux bruits extérieurs, principalement ceux dont on ne pouvait pas percevoir la source. Son visage se déformait, sa bouche s'ouvrait en un cri silencieux assourdissant, ses yeux semblaient pleurer sans larme… Resnik nous rappelait l'étymologie du verbe « exprimer », du latin *exprimere* et qui, littéralement, s'applique à l'extraction d'un liquide, du suc d'un fruit par exemple, comme le jus d'un citron. Ainsi du produit des glandes : la salive, les larmes, et par extension : l'urine, les fèces... dans le cas de Charlie, le démantèlement corporel se manifestait par une confusion des orifices : ce qui devait s'exprimer ne trouvait pas « la bonne porte de sortie ». Dans ces situations de terreur, Charlie pouvait se laisser tomber par terre, se mettre en boule et laisser se répandre son pipi… C'était terriblement impressionnant ! Il fallut beaucoup de temps, de séparations et de retrouvailles pour que les larmes retrouvent le chemin des yeux et qu'il ne craigne plus d'éprouver la tristesse et le chagrin.

Revenons à cette séance récente : Charlie s'assoit et raconte avec vivacité que dans le métro, il a dû changer de compartiment, car il y avait du vomi et que ça lui avait fait très peur… Il me communique combien l'odeur diffuse du vomi crée pour lui une ambiance asphyxiante, terrifiante, qu'il doit absolument fuir. De là, il enchaîne en rapportant une scène de colère du père, et il cite mot pour mot les insultes du père, ses vociférations, il décrit ses gestes violents envers sa mère… Récit accompagné, comme souvent, de sourires et de rires retenus, contre-attitudes défensives souvent mal comprises et interprétées, au collège notamment, comme des provocations. En fait, Charlie mime rires et sourires chaque fois que l'on évoque une entrave à la règle, une transgression de la loi, un acte considéré comme incorrect et répréhensible. Charlie s'agite, il joue avec moi son père, crachant ses insanités, comme vomissant ses insultes. Et je comprends alors que le vomi et son odeur dans le métro sont peut-être un équivalent de sa peur éprouvée devant la fureur du père. Je lui formule combien la peur du vomi et de son odeur dans le métro était comme la peur qu'il avait ressentie devant la violence de son père, qu'il retrouvait partout... Charlie me regarde, s'apaise et se met enfin à pleurer...

La transmission

On évoque, et à juste titre, l'originalité de sa pensée, son a-dogmatisme... Pour autant, il soulignait avec insistance que la formation de l'analyste se devait d'être rigoureuse car personne ne peut transmettre ce qu'il n'a pas reçu ou appris. Cette formation, il la pensait comme permanente et continue, toujours en travail, jamais achevée. « C'est éminemment complexe d'être à la fois patient et analyste », nous disait-il... Il interrogeait peut-être par là l'asymétrie fonctionnelle de la relation particulière entre un analyste et son patient, un superviseur et son supervisé, un maître et son élève.... On a tendance à envisager la transmission dans la dimension de la verticalité, du haut vers le bas, de celui qui sait (le sujet supposé savoir par exemple) vers celui qui ignore et qui apprend. Resnik affirmait apprendre beaucoup de ses patients et avec eux, il inversait ainsi les choses : la transmission pouvait être ascendante et, dans le travail en groupe, elle circulait à l'horizontale, chacun pouvant apprendre de l'expérience et de la réflexion de ses pairs. « On est plus intelligent en groupe », disait-il. Il continuait lui-même d'apprendre avec nous, le groupe de réflexion clinique, il nous en remerciait. Car la transmission de l'expérience requiert un partage, un échange, on apprend de... et on apprend avec... l'autre. On peut considérer Resnik, de ce point de vue, comme un passeur, quelqu'un nous incitant à trouver notre propre « soi-clinicien », notre propre « style », en gardant, paradoxalement, une capacité à nous transformer continuellement.

Salomon Resnik disait tenir d'Enrique Pichon-Rivière cette idée que l'analyste se découvre artiste avec la créativité de son patient. Tout comme il aura fallu « apprendre le métier de patient » pour comprendre un patient, il faudra devenir artiste à son tour pour être réceptif à la richesse créative de son patient et accepter de le suivre dans son monde, dans son délire. Cette notion de la psychanalyse considérée comme un art lui était chère ; une méthode, certes, une technique sans doute, mais surtout un art. Le terme anglais plus condensé de *craft* rend peut-être plus justement cette idée d'un « art artisanal ». Bion s'était demandé : « Et si Freud avait été peintre, aurait-il pu inventer la psychanalyse ? » Resnik évoquait souvent des œuvres picturales qui l'avaient marqué, mais il avait essentiellement recours à la métaphore musicale pour qualifier l'inconscient : il nous avait raconté que, du temps des débuts de sa formation analytique, il avait eu l'occasion d'écouter un concert d'Alban Berg ; il avait reconnu dans la musique une forme de langage de l'inconscient et il avait pensé que c'était ainsi que le psychanalyste devait écouter son patient, l'écouter comme on écoute une musique… Il donnait cette définition de l'analyse : le patient va essayer de jouer sa musique sur un instrument (l'« être/analyste ») dont on peut espérer qu'il ait lui-même été suffisamment bien accordé par sa propre analyse, ainsi le patient doit pouvoir rencontrer le bon luthier-accordeur qui saura réaccorder son instrument psychique, son « être inconscient ».

Vers la séparation

Il va s'agir de finir, de laisser quelqu'un partir.

Comment supporter les séparations, les disparitions ? Comment faire de ces fins, de ces pertes, des moments fructueux de croissance psychique ? Il y a dans notre paysage intérieur des chemins qui nous mènent à ceux qui nous ont tenus, écoutés et transmis, ceux avec qui nous avons été en lien. Nous traversons ces fins, ces pertes, ces morts en portant et sentant en nous ces liens précieux et nous continuons à être nourris par eux. Ce ne sont pas des monuments statufiés, des modèles idéalisés mais des « présences bien vivantes », pour paraphraser le titre d'un ouvrage d'Anne Alvarez.

Chaque fin est le début d'un nouveau cycle…

En 2007, lors d'une conférence, James Grotstein racontait la fin de son analyse avec Bion, et ce rêve : il achetait, cuisinait, puis mangeait du blanc de poulet, *chicken breast* en anglais ; il en savourait chaque bouchée. Et, alors qu'il terminait son repas et qu'il s'installait, satisfait, pour le digérer, il réalisait soudain que la viande, *the breast* (qu'on pourrait traduire en français par « le sein ») qu'il venait de manger, n'était plus là ! Maintenant qu'il était au-dedans de lui, il n'existait plus au-dehors. James Grotstein signifiait, avec cette anecdote, qu'il pouvait terminer son analyse avec Bion maintenant qu'il l'avait internalisé.

> *The story of life does not find a place to stop. It just continues and we have to keep asking : what is it about ?*
>
> Thomas Ogden
>
> *Relationship is an open ended reality in which there is no termination.*
>
> Wilfred R. Bion
>
> *Pour moi la psychanalyse est comme la vie, une aventure infinie.*
>
> Salomon Resnik

J'ai finalement peu parlé du rêve comme phénomène et du rapport particulier et inimitable que Salomon Resnik avait avec le rêve. Mais peut-être que la « transmission de rêve » dont il était question ici se rapporte davantage à mon souhait de permettre, à ceux qui le connaissaient et à ceux qui le découvrent, de rêver un peu le grand penseur et psychanalyste que fut Salomon Resnik.

Postface

ANNA TAQUINI RESNIK

Je suis très heureuse de la parution de ce recueil de témoignages de collègues et de proches amis de Salomon et de réfléchir ainsi avec émotion aux très riches facettes de son enseignement. Je mesure ainsi à nouveau son engagement profond pour la psychanalyse et pour la transmission de sa clinique et de sa technique thérapeutique. L'engagement de Salomon pour transmettre la psychanalyse allait de pair avec sa profonde conviction de devoir sérieusement se former.

Car, pour être analyste, pour pratiquer la psychanalyse, l'importance de la formation est centrale. On pourrait dire que pour être analyste, il faut suivre une formation pour le devenir et, si possible, la meilleure. Pour notre génération, c'était une évidence incontestable et le désir de devenir psychanalyste s'inscrivait dans ce désir de se former. C'est dans cette idée que me paraît fondamentale la place que peut avoir le cadre ; sa rigueur psychanalytique. Cette importance majeure donnée au cadre de l'analyse et de l'analyste a connu différents moments, bien sûr – peut-être fût-elle exagérée du temps de Meltzer, par exemple – mais jamais sous-estimée. Et c'est seulement comme cela qu'à notre génération, nous avons beaucoup appris et beaucoup reçu.

Bien des auteurs de ce recueil ont rappelé avec raison le conseil régulier et permanent de Salomon : « Il faut se former dans les meilleures écoles et il faut aussi pouvoir s'en séparer. »

Pour pouvoir être libre, libre d'inclure certains types de patients qui ne peuvent pas supporter – ou pas toujours – la rigueur du cadre, il est nécessaire de l'adapter… à leur langage. Pour réussir à adapter utilement le cadre (aussi bien notre cadre interne que le cadre externe), nous devons apprendre, en effet, à parler le langage du patient. Et, encore une fois, notre formation joue là un rôle fondamental pour pouvoir prendre ces libertés nécessaires. On conçoit ainsi mieux que ce ne soit pas possible, en effet, de faire de la psychanalyse sans une formation psychanalytique. Ce n'est pas une question de principe, c'est juste une nécessité pour opérer avec cette liberté conditionnée, liberté critique, dans le cadre. Avec Salomon, nous en étions plus que convaincus et, régulièrement, nous nous soucions de certaines évolutions.

La liberté dans la pratique de la psychanalyse n'est pas seulement compatible avec la rigueur de son cadre ; celle-ci en est, surtout, sa condition nécessaire. La liberté prise n'est pas une mise en sursis de cette rigueur dont je parle, mais elle la contient, car il s'agit d'une liberté qui suit une indication clinique et thérapeutique. Une liberté nécessaire pour que certains patients – ou tous les patients à des moments différents – puissent recevoir l'écoute pertinente, celle-là même qui permet aussi la poursuite du traitement.

Parfois, avec des patients, il est très important de ne pas tomber dans l'absurdité. Si, par exemple, un patient a besoin de se déplacer du divan au fauteuil, il est souhaitable, voire nécessaire, qu'il puisse rencontrer à ce moment-là un analyste capable de supporter cela … analytiquement ! Ce qui distinguera cet acte de ce qu'on connaît sous le nom d'*acting-in* et en fera un moment tout aussi psychanalytique est justement le cadre interne de l'analyste qui l'accueille. Ce qui sera entendu et pensé analytiquement de ce moment-là. Mais, en attendant le moment où ce sera pensé (souvent dans l'après-coup perlaboratif), cet accueil du « langage du patient » lui permet d'apprendre à se connaître profondément, et à aimer sa propre souffrance. Pouvoir aimer ses peurs, ses phobies, ses paniques et, ainsi, apprendre à les respecter.

Cela est fondamental dans une certaine psychanalyse, celle qui se pratique après beaucoup d'années de formation.

Même si le débat, pour préciser si ce sont des moments thérapeutiques ou psychanalytiques *stricto sensu,* garde toute sa fraîcheur, tout bon psychanalyste fait face dans sa pratique à ces circonstances (j'ose espérer !), en sachant combien cela a à voir avec le « sens stricte » de l'analyse de la personne dont il a la responsabilité.

Je n'ai pas de doutes là-dessus. Il y a même des circonstances extrêmes qui nous obligent à « oublier » non pas la psychanalyse mais notre rôle d'analyste ! Il peut ainsi nous arriver de devoir retenir physiquement une personne sur le point de commettre un acte dangereux pour elle-même. Ce n'est pas toujours depuis notre position assise dans notre fauteuil qu'on peut assumer une telle situation. Les patients gravement traumatisés pendant leur enfance, ayant été soumis, par exemple, à des expériences collectives non seulement de carence mais du « sans limites », ne peuvent pas toujours tolérer le cadre analytique dans son apparente rigidité.

Cela me conduit à penser encore à un autre problème autour des limites. Aujourd'hui, nous vivons dans une société qui semble prôner le « sans limite ». Les patients issus de cette culture, qui ne sont pas forcément les patients gravement perturbés dont je parlais, revendiquent par ailleurs quelque chose de ce « sans limite » dans le cadre, en attirant fortement parfois la complaisance chez l'analyste. Ces types d'adaptations relèvent d'une tout autre logique et, à regarder de plus près, risquent grandement de s'inscrire dans des formes de psychopathies, dissimulées derrière une apparence bien « politique ».

Pourtant, là aussi, il faut contribuer à apprendre à ces analysants qu'il y a autre chose. Les questions des limites auxquelles je pense ne sont pas si éloignées entre elles, somme toute. En cas d'histoire d'inceste, par exemple, il est important d'apprendre à cette personne traumatisée qu'il existe d'autres formes de liens. Comment ? Certainement pas par une attitude faussement ou sottement empathique (« quelle horreur, votre agresseur... », etc.), mais en acceptant parfois autrement un comportement du patient qui serait imbu d'après sa croyance de ces traces incestueuses. Je pense à une patiente qui venait à sa séance en pyjama, qu'elle cachait sous le manteau, et avec son chien. Un jour, elle me dit manquer de 10 euros pour manger. J'ai accepté de les lui donner. Mon geste nous faisait-il sortir du cadre analytique ? La patiente me répondit : « Je vous aime bien, vous » et je lui ai répondu : « Moi aussi ». J'inscris indubitablement cet échange dans un cadre analytique. Cela signifiait à ma patiente que les relations d'affect et d'amitié ne risquent pas toutes forcément de glisser vers l'incestuel. Cela était bien présent dans mon esprit lorsque j'ai assumé d'accueillir son acte-demande et mon acte-réponse. Plus important encore, je prétends qu'un tel acte-réponse traite l'inceste. Il y a des actes – inscrits dans le transfert – qui guérissent la dimension pathologique des actes eux-mêmes. Des actes accueillis, acceptés, et non pas – cela va de soi – des actes proposés *ex nihilo* par l'analyste, quelle qu'en soit la raison.

À la condition – et seulement sous cette condition – de le faire dans le transfert et dans le cadre de ce transfert et, bien évidemment, pris dans sa constante critique élaborative. Actes ou libertés dans le transfert, cela ne veut pas dire « maîtrisés » par le jugement analytique de l'analyste. Dans le transfert veut dire : tout en étant en contact, tout près, de son propre inconscient au travail et de son moi infantile.

Car la portée interprétative de l'acceptation de ce type d'acte vient souvent après. D'où l'importance de croire à la capacité transformatrice de ces adaptations de notre cadre – selon indication, j'insiste – au « cadre du patient » ; transformation tant au niveau émotionnel que « cognitif », dirait Roger Money-Kyrle (dont les travaux étaient très appréciés de Salomon), c'est-à-dire au niveau de la pensée et de la capacité à penser.

Je ne souhaiterais pas oublier de dire – autant soucieuse que Salomon de la rigueur du cadre – l'importance que revêt sa constance. Toujours. Mais en particulier quand, traitant des patients si perturbés, il faut accueillir, comme on le défend ici, certaines libertés créatrices. Seule cette constance assurera les transformations utiles à ces moments transférentiels, réparera analytiquement les blessures et les carences.

Doit-on ajouter que d'autres modalités de langage sont à espérer ? Bien sûr ! Et c'est ce vers quoi nous, psychanalystes, nous devons tendre. Des communications davantage symbolisées. Je ne suis pas en train de défendre une quelconque technique de l'agir, mais la nécessité de supporter, de tolérer, dans la technique (avec technique oserions-nous dire ?), le langage des patients confrontés à notre cadre et à ce que celui-ci va permettre ou empêcher de remémorer thérapeutiquement.

Cette épineuse question, qui touche de près le débat autour de la psychanalyse active de Sándor Ferenczi, je le rappelle ici, à ma manière, pour dire et redire l'importance de la formation.

Chez Ferenczi, je crois, ce que traduisait son souci pour l'acte analytique était le manque d'analyste chez Freud. Ce vide que l'intelligence psychanalytique de Ferenczi a confronté avec tant de douleur. Je lis son *Journal clinique* avec beaucoup d'intérêt mais je vois, surtout vers la fin, combien il a souffert. Se former avec de bons analystes, ce n'est pas une question de prestige (je l'espère !), mais le désir de miser sur cette transmission de formation, au-delà de son propre analyste. Les analyses (et analystes) de son analyste. Certains auteurs dans ce recueil ont très bien exprimé cette dimension si importante en prenant appui sur le parcours impressionnant de la formation de Salomon.

L'exemple de Ferenczi me servira aussi pour approfondir mon propos et dire qu'il ne s'agit pas non plus de surinvestir de tels actes ! Encore moins d'en faire une règle. Une règle, par exemple, « ferenczienne ». Cela aussi est un problème sérieux de la formation de l'analyste.

Ce riche recueil de témoignages qui me touche profondément et pour lequel je remercie tous les auteurs qui l'ont construit avec la coordination de Martin Reca, me plonge également dans une féconde réflexion sur le deuil.

Jean-Bertrand Pontalis, notamment par son texte *La Traversée des ombres*, m'a aidé à comprendre que les personnes n'ont jamais été autant à nous qu'une fois mortes. Nous voulons qu'ils nous appartiennent plus que quand ils étaient vivants. Je dois avouer que j'ai par moments lu les belles contributions de ce recueil avec le sentiment douloureux – probablement par jalousie – qu'on me dérobait un peu de mon mari. Les questions récurrentes, plus ou moins tacites, « et maintenant quoi ? » et surtout « et maintenant qui ? » enferment sans doute un noyau puissant d'idéalisation. Je crois que le deuil auquel la mort de Salomon nous soumet, nous devons le faire en évitant une sorte de *Brexit*, sans revendiquer des « petits bouts » qui nous appartiendraient : « ce petit bout est à moi ; cet autre, non » ; « ce petit bout est à l'autre », etc. Chacun a eu, indéniablement, une relation unique et intime, mentale, avec Salomon et pas forcément toutes bonnes. J'aimerais être bien comprise. L'importance de cet hommage est de pouvoir poursuivre une élaboration de cette relation et de sa transmission, à partir d'un tout, à partir du « bon » et du « mauvais », dans le sens kleinien du terme, certes, mais aussi dans le sens de la notion si féconde des psychanalystes argentins, à savoir le *vinculo*, ce mot si peu traduisible et insuffisamment traduit en français par « lien ». Pourrait-on dire « lien total » ? Dans l'idée que je cherche à exprimer, il s'agit d'un lien autant interpersonnel, intersubjectif, qu'interpsychique, inconscient. Dans la di-valence, comme disait Salomon après Enrique Pichon-Rivière, di-valence plutôt qu'ambivalence. Non pas l'un ou l'autre, mais l'un et l'autre. Le bon et le mauvais.

Je crois que je peux le dire. Je veux le dire ; moi, qui ai été l'ombre de Salomon. Je reprends l'idée de l'ombre à dessein (et je pense également à *La Femme sans ombre* de Hugo von Hofmannsthal si extraordinairement mis en musique par Richard Strauss), en invoquant la notion de *vinculo* mais aussi, dans le deuil, en pensant à l'expression argentine – encore une fois – qui, pour regretter la disparition de quelqu'un, dit : « *ya no hace más sombra* » (il ne fait plus d'ombre sur la terre) ; car, pour faire de l'ombre, il faut non seulement occuper de l'espace réel mais aussi être debout, vivant, en marche.

Je viens ainsi à dire que faire le deuil, et ce bel hommage que je remercie vraiment nous aidera sans doute, signifie accueillir cette ombre en soi pour rester vivant. Rester vivant dans le cadre, encore une fois, avec nos patients. Si un patient adulte veut chanter en séance, je ne l'empêche pas de le faire (même s'il n'y a rien de pire qu'un adulte qui chante « faux » comme on dit, hélas, en français pour dire qu'il n'est pas dans le ton juste). Accepter son langage n'est pas oublier le nôtre et le nôtre doit toujours être psychanalytique ! Mais en vie. Pour Salomon, cela était une constante.

Le psychanalyste doit ainsi rester vivant. La question est complexe, mais fondamentale à mon sens. Il y a certains « tons de voix » qui protègent l'analyste (ainsi que l'analysant). Dans ces cas-là, j'en suis convaincue, il y aura de « la mort » psychanalytiquement parlant. Je pense à une patiente qui avait peur des orages, et même adulte, elle gardait intacte cette peur, son analyste lui interprète que le bruit des orages étaient les changements de voix de sa mère. Cette interprétation – et son *insight* – a ouvert un champ « inouï » dans l'écoute et dans la compréhension de tout ce que, de la vie ou de la mort psychique, se manifestait de manière muette dans le matériel amené.

Seul un analyste vivant, qui ose la régression de tout son être, entièrement, peut être sensible à cela et permettre ainsi la revitalisation du patient et de ses zones mortes.

Le narcissisme de mort (pour paraphraser André Green) s'y loge clandestinement. Un narcissisme de mort, pathologique, qui est avide et qui risque de proposer au patient un tonneau sans fond. Cela est terrible pour le patient. Un narcissisme de mort… qui tue ! N'oublions pas, grâce à Salomon, qu'il y a un autre narcissisme, un narcissisme de vie qui aide à s'aimer et qui transmet au patient cette capacité à s'aimer lui-même, car il en aura grand besoin pour refaire sa peau et fermer certaines de ses cicatrices.

Je souhaite de tout mon cœur que ce recueil en l'honneur de Salomon contribue à transmettre ces aspects cruciaux de la clinique et de la technique psychanalytiques, auxquels sa pratique et son enseignement étaient si foncièrement attachés.

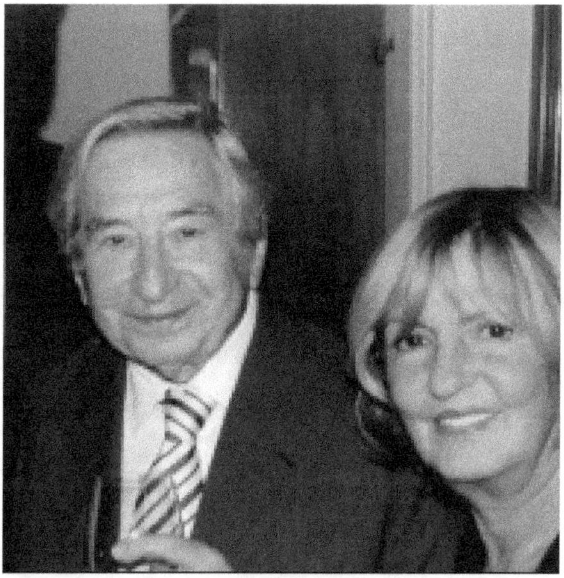

Salomon Resnik et son épouse Anna Taquini Resnik

Repères biographiques

• **1920** : Naissance de parents d'origine russe (Odessa), le 1er avril, à Buenos Aires, dans un quartier cosmopolite et populaire – Mercado de Abasto – où habitait également Carlos Gardel qu'il voyait chanter et jouer avec ses guitaristes.

• **1935** : Découverte dans un kiosque à journaux d'un livre à la couverture très érotique *Freud et le sexe* ; vu son intérêt, un parent libraire l'introduit à une lecture plus sérieuse de Freud en castillan (première langue de traduction de l'œuvre freudienne).

• **1938** : Début de ses études de médecine. Il découvre, à travers le microscope, ce « petit grand monde » des tissus organiques, image de l'inconscient comme un complexe multidimensionnel et vivant. Rencontre dans les cafés de la célèbre rue Corrientes (« mes véritables universités ») d'Enrique Pichon-Rivière, de Macedonio Fernandez (écrivain) et de peintres et poètes (dont ceux réunis autour des prestigieuses revues : *Sur*, *Ciclo*, *Arturo*).

• **1940** : Il suit, parallèlement à ses études de médecine, les cours de psychologie, à la Faculté des Lettres de Buenos Aires, du professeur Bela Szekely, élève direct de Sàndor Ferenczi, avec qui il travaillera par la suite à l'association OSE (Œuvre de secours aux enfants).

• **1942** : Étudiant en médecine, il travaille auprès de Telma Reca, élève de Loretta Bender (épouse de Paul Schilder), responsable et créatrice du premier service public de psychiatrie infantile en Argentine.

• **1943** : Il assiste aux conférences d'Enrique Pichon-Rivière à l'Hôpital psychiatrique de la Ville, où il apprend que la psychanalyse peut être appliquée dans le champ de la psychose. Il commence sa formation psychanalytique auprès des analystes tels que Luis Rascovsky, Marie Langer et Luisa Alvarez de Toledo.

• **1945** : Docteur en médecine, puis études de spécialisation en psychiatrie.

• **1950** : Il travaille conjointement avec Willy Baranger, R. Usandivaras, David Liberman, Jorge Mom, dans une clinique en plein essor qu'ils appelaient « la Petite Menninger ». Il soigne des enfants autistes et des adultes schizophrènes avec les outils modernes d'une psychiatrie psychanalytique, sous la supervision d'E. Pichon-Rivière et de son épouse, Arminda Aberastury ; puis d'Emilio Rodrigué, qui avait été analysé à Londres par Paula Heimann et formé directement par Melanie Klein. Expérience pionnière de traitement en groupes de patients psychotiques chroniques avec les Drs J. Morgan et R. Usandivaras.

• **1954** : Il devient psychanalyste-membre de l'Asociación psicoanalítica argentina (APA) – fondée en 1942 – avec un mémoire sur le syndrome de Cotard, lequel donnera lieu ultérieurement à son célèbre livre *Personne et Psychose*.

• **1955** : Premier départ en Europe pour assister au XIXe Congrès de l'IPA sous la présidence de Heinz Hartmann. Rencontre personnelle avec Melanie Klein, Wilfred R. Bion, Herbert Rosenfeld, Donald W. Winnicott, Heinrich Meng, Marie Bonaparte.

• **1957** : Psychanalyste membre titulaire de l'Asociación psicoanalítica argentina (APA). Second départ en Europe afin de passer une année à Paris – « pour un Argentin, c'est toujours la "ville lumière" ». Il suit l'enseignement d'Henri Ey à l'hôpital Sainte-Anne et étudie les grands sémiologues de la psychiatrie française. Il rencontre Georges Daumezon et François Tosquelles. Il retrouve le monde « des cafés » des boulevards Saint-Germain et Saint-Michel et des intellectuels, des peintres et des poètes qui les fréquentent. Il suit les cours de Maurice Merleau-Ponty au Collège de France.

• **1958** : Départ pour Londres où il travaille au Maudsley Hospital auprès du Pr. Carstairs ; puis, dans le Netherne Hospital de Croydon, où il affirme son expérience avec des groupes mixtes de patients internés. Début de son analyse personnelle avec Herbert Rosenfeld et de ses supervisions avec Melanie Klein, Esther Bick et Wilfred R. Bion. Il participe, au Cassel Hospital, à la Community Therapy de Malcolm Pines (« bras droit de Siegmund-Heinz Foulkes ») et rencontre Ronald Laing, David Cooper et le mouvement de l'« antipsychiatrie ».

• **1970** : Il s'installe à Paris avec son épouse et collègue Anna Taquini Resnik. L'*Information psychiatrique* publie un numéro spécial avec trois de ses articles. Il participe activement à l'organisation et à la conception de la psychiatrie institutionnelle en France.

• **1973** : Parution de son premier livre *Personne et Psychose* avec une rapide reconnaissance de la part du public spécialisé.

• **1974** : Le Pr. Guyotat le nomme Professeur associé de psychiatrie à l'Université de Lyon.

• **1977** : Anna et Salomon Resnik résident à Paris et à Venise. À Venise, ils commencent également à enseigner, à former des collègues et à recevoir des patients.

• **1978** : Wilfred R. Bion accepte son invitation à venir donner des séminaires à Lyon, puis à Paris. Le séminaire privé de Paris aura lieu le 10 juillet à son cabinet de consultation. Cette conférence – la seule de Bion à Paris – fut traduite par Claire Puig selon la transcription anglaise de Mme Goyena et publiée d'abord dans la *Revue de psychothérapie psychanalytique de groupe* en 1986 (n°5-6); puis dans la *Revue française de psychanalyse* ; ensuite, dans le livre *Biographie de l'Inconscient* (2006) sous le titre « Visibilité à travers un vitrail » ; enfin, dans le *Journal de la psychanalyse de l'enfant*, n°2 de l'année 2018.

• **1979** : L'*Enciclopedia Einaudi* (Turin) lui commande l'écriture du chapitre Inconscient (Inconscio).

• **1980-1985** : Donne des conférences à l'Université de Paris-VII, sur l'espace mental, qui seront reprises dans son livre *Espace mental* publié en 1994.

• **1982** : Création du Centro internazionale studi psicodinamici della personalità (CISPP) à Venise. Il en devient le directeur scientifique, et Enrico Levis le directeur administratif. Resnik animera pendant plus de trente ans les Seminari Veneziani auxquels assistent des praticiens psychanalystes de toute l'Italie. Le CISPP publie les *Cuaderni Veneziani.*

• **1987** : Président du CISPP.

• **1990** : Préside la Société française de psychothérapie psychanalytique de groupe (SFPPG) de 1990 à 1994.

• **2000** : Colloque international à la Fondazione Giorgio Cini, Venise, en hommage à son œuvre, à l'occasion de son 80e anniversaire. Ce colloque donna lieu à une publication, dirigée par Enrico Levis, sous le titre *Forme di vita, forme di conoscenza. Un percorso fra psicoanalisi e cultura* (Torino, Bollati Boringhieri, 2001) avec des contributions de Riccardo Steiner (Londres), Horacio Etchegoyen (Buenos Aires), Enrico Levis (Venise), Oriol Esteve (Barcelone), Jean-Claude Rolland (Lyon), Giovanni Gozzetti (Padoue), Mauro Mancia (Milan), Aldo Gargani (Pise), Pierre Delion (Angers), parmi d'autres personnalités.

• **2001** : Il continue d'enseigner la psychanalyse à travers des séminaires mensuels très fréquentés par beaucoup de psychothérapeutes, jeunes ou moins jeunes, dans son cabinet de la rue Bonaparte, dans le 6e arrondissement de Paris.

• **2012** : Il est nommé Professeur Honoris Causa en Sciences de la philosophie de la Faculté des Lettres et de la Philosophie à l'Université de Venise. Sa leçon magistrale s'intitulait : « Préoccupations métaphysiques et ontologiques dans la folie. »

• **2016** : Il continue son activité d'écrivain, de thérapeute et d'enseignant dans son domicile parisien jusqu'à son hospitalisation au début de l'année 2017.

• **2017** : Salomon Resnik meurt le 16 février à l'Hôpital américain de Neuilly-sur-Seine, son épouse Anna Taquini Resnik étant près de lui.

Bibliographie de Salomon Resnik

Salomon Resnik a écrit beaucoup d'articles pour les principales revues spécialisées et générales. Il a également écrit beaucoup d'ouvrages traduits en plusieurs langues (notamment en anglais, en espagnol, en italien et en français). Nous renvoyons le lecteur intéressé aux différents moteurs de recherche bibliographique. Nous signalerons cependant ici les livres parus en français et, de manière non exhaustive, ceux qui, parus originairement dans une autre langue, n'ont pas à ce jour été traduits en langue française.

• Livres de Salomon Resnik en français

- *Personne et Psychose. Études sur le langage du corps*, d'abord paru chez Payot en 1974, puis dans la « Petite bibliothèque » du même éditeur en 1978. Deuxième édition, avec une préface d'Horacio Etchegoyen, Larmor-Plage, Le Hublot, 1999.
- *La Mise en scène du rêve*, Paris, Payot, 1984.
- *L'Expérience psychotique*, Lyon, Césura, 1986.
- *Espace mental : sept leçons à l'université*, Toulouse, Érès, 1994.
- *Temps des glaciations. Voyage dans le monde de la folie*, Toulouse, Érès, 1999.
- *Biographie de l'Inconscient*, préfacé par René Kaës, Paris, Dunod, 2006.

• **Livres non disponibles en français (liste non exhaustive)**

En italien

- *Semiologia dell'incontro* (avec S. Antonetti), Rome, Il pensiero scientifico, 1982.
- *Dialogo tra uno psicoanalista ed un filosofo*, Roma, Teda Edizioni, 1993 (avec Renzo Mulato).
- *Sul fantastico, tra l'immaginario e l'onirico*, vol. 1 (1993) ; *Impatti estetici*, vol. 2 (1996), Torino, Bollati Boringhieri.
- *La visibilità dell'Inconscio*, Castrovillari, Teda Edizioni, 1994.
- *Delirio e quotidinità*, Castrovillari, Teda Edizioni, 1994.
- *L'avventura estetica, prospettive sull'arte*, Milano, FrancoAngeli, 2002.
- *Abitare l'assenza. Saggi sullo spazio-tempo nelle psicosi e nell'autismo infantile* (avec Enrico Levis, Simonetta Nissim e Maria Pagliarani), Milano, FrancoAngeli, 2005.
- *Ferite, cicatrici e memorie*, Roma, Borla, 2009.
- *L'arte del dettaglio*, Capri, Edizioni La Conchiglia, 2012.
- *Vedo cambiare il tempo, Metafisica del Machinismo e le passioni dell'anima*, Milano, Mimesis, 2015.

En anglais

- *An Archaelogy of the Mind*, Scurelle, Silvy Edizioni, 2011.
- *The Logics of Madness. On Infantile and Delusional Transference*, London, Karnac, 2016.

Présentation des auteurs

Claudine Blanchard-Laville : Professeur émérite de sciences de l'éducation à l'université Paris-Nanterre. Directrice de publication de la revue de recherche *Cliopsy* (www.revue-cliopsy.fr) et de la collection Savoir et Formation aux éditions L'Harmattan. Elle est notamment l'auteure des ouvrages *Les Enseignants entre plaisir et souffrance* (PUF, 2001, rééd. numérique 2013) et *Au risque d'enseigner* (PUF, 2013). Elle a dirigé et co-dirigé de nombreux ouvrages collectifs, parmi lesquels *Processus inconscients et pratiques enseignantes* à l'Harmattan.

Julien Bufnoir : Psychiatre, psychanalyste, il a participé durant plus de dix ans au groupe de supervision de Salomon Resnik à Paris. Formé à l'Infant Observation (Tavistock Clinic), il est thérapeute d'enfants et d'adolescents. Il dirige l'Espace Bastille qui s'adresse aux enfants, adolescents et jeunes adultes ayant été atteints de cancer.

Albert Ciccone : Psychologue, psychanalyste, professeur de psychopathologie et psychologie clinique à l'université Lumière-Lyon 2, président de l'ALPACE (Association lyonnaise pour une psychanalyse à partir de la clinique de l'enfant). Il a écrit et dirigé plusieurs ouvrages, parmi lesquels : *Aux frontières de la psychanalyse. Soin psychique et transdisciplinarité* (Dunod, 2018), *La Psychanalyse à l'épreuve du bébé. Fondements de la position clinique* (Dunod, 2014) et *La Transmission psychique inconsciente. Identification projective et fantasme de transmission* (Dunod, 2012).

Aimée-Aviva Cohen : Psychologue clinicienne, psychothérapeute analyste en cabinet privé. Membre de l'ARPPEA. Ancienne psychopédagogue et formatrice à l'Éducation nationale. Ancienne intervenante à l'Université Paris X-Nanterre (Approche clinique de la relation pédagogique et de la relation formative) et à l'Université Paris XII-Créteil (Psychologie médicale : clinique de la relation médecin/malade).

Pierre Delion : Professeur émérite à la faculté de médecine de Lille, pédopsychiatre, psychanalyste. Auteur de plusieurs ouvrages, dont *Mon combat pour une psychiatrie humaine* (avec Patrick Coupechoux, Albin Michel, 2016) et *La République des faux-selfs* (D'Une, 2018). Il est également l'auteur de *Rencontre avec Salomon Resnik. Culture, fantasme et folie* (Erès, 2005).

Louis Edy : Neuropsychiatre, pédopsychiatre, psychanalyste (Association psychanalytique de France), membre de la Société française de psychothérapie psychanalytique de groupes, de la Fédération européenne de psychothérapie psychanalytique enfant et adolescent. Membre du Comité de rédaction du *Journal de psychanalyse de l'enfant*. Il a publié plusieurs articles et participé à des ouvrages collectifs.

René Kaës : Professeur émérite en psychologie et psychopathologie cliniques de l'Université Lumière-Lyon 2. Il a exercé une activité de psychanalyste, de psychodramatiste et d'analyste de groupe. Il est l'auteur de plusieurs ouvrages de psychanalyse sur le travail psychanalytique en dispositif de groupe, la polyphonie du rêve, le sujet de l'Inconscient et l'intersubjectivité, les alliances inconscientes. Il a publié récemment une étude sur les problèmes épistémologiques et métapsychologiques posés par l'extension des pratiques de la psychanalyse.

Bianca Lechevalier : Neuropsychiatre, psychanalyste. Membre titulaire formatrice de la Société psychanalytique de Paris. Ancienne chargée d'enseignement de psychologie clinique à l'Université de Caen. Prix TUSTIN du Mémorial en l'honneur de F. Tustin de Los Angeles. Elle est l'auteure de plusieurs travaux sur l'autisme, la psychosomatique, les conséquences intergénérationnelles des génocides. Elle a écrit avec Bernard Lechevalier : *Le Corps et le sens* (Delachaux et Niestlé, 1998) ; avec H. Sybertz et G. Poulouin : *Les Contes et la psychanalyse* (In Press, 2001) ; *Traitement psychanalytique mère-enfant* (In Press, 2004) ; *Le Souffle de l'Existence* (In Press, 2016).

Enrico Levis : Psychiatre et psychothérapeute d'adultes et d'enfants, il vit et travaille à Venise. Directeur du Centro internazionale studi psicodinamici della personalità (CISPP) où Salomon Resnik tenait ses « Séminaires vénitiens ». Il est directeur de l'ouvrage *Forme di vita forme di conoscenza. Un percorso fra psicoanalisi e cultura* (Turin, Bollati Boringhieri, 2000), publié à l'occasion du 80e anniversaire de S. Resnik, et des *Quaderni veneziani* (« Cahiers vénitiens »), (Venise, Libreria Editrice Cafoscarina), expression d'un atelier de formation et de recherche autour de S. Resnik.

Martín Reca : Psychiatre et psychanalyste (Apf). Membre fondateur et ancien président de l'Association franco-argentine de santé mentale. Co-directeur de publication de *Enrique Pichon-Rivière, une figure marquante de la psychanalyse* (2006), ainsi que de *Marie Langer, une psychanalyste féministe en Argentine* (2017), et directeur de *Heinrich/Enrique Racker, vous avez dit contre-transfert ?* (L'Harmattan, 2013).

Élisabeth Roudinesco : Historienne, directrice de recherches à l'Université de Paris-VII. Présidente de la Société internationale d'histoire de la psychiatrie et de la psychanalyse (SIHPP). Auteure de plusieurs ouvrages, dont les plus marquants sont *Histoire de la psychanalyse en France* (Seuil, 1986), *Jacques Lacan, esquisse d'une vie, histoire d'un système de pensée* (Fayard, 1993), *Dictionnaire de la psychanalyse* (avec Michel Plon, Fayard, 1997) et *Sigmund Freud en son temps et dans le nôtre* (Seuil, 2014).

Serge Stoléru : Chercheur et clinicien. Sa formation à la psychanalyse a été considérablement enrichie par sa participation à un séminaire animé par Salomon Resnik à Lyon. Ses recherches portent sur la compréhension des bases cérébrales des pulsions humaines. Parmi ses ouvrages, *Un cerveau nommé désir* (Odile Jacob, 2016).

Anna Taquini-Resnik : Psychanalyste, membre de la Société psychanalytique de Paris (SPP). Présidente du Centro internazionale studi psicodinamici della personalità (CISPP). Vit et exerce à Paris et à Venise, où elle développe également une activité d'enseignement avec des collègues psychanalystes à travers des séminaires cliniques.

Dominique Thouret : Neuro-psychiatre formé à l'hôpital psychiatrique du Vinatier/Lyon, psychanalyste (Association psychanalytique de France). Il s'est formé auprès de Salomon Resnik, de Herbert Rosenfeld et d'Henri Maldiney. Sa thèse intitulée *Épistémologie d'une institution* trouve son prolongement dans *L'Enfant ficelé*, où il poursuit son travail de pensée autour de l'originarité du pathos, de son lieu, du comment de son engendrement et de son issue entre enfance et parentalité.

Du même auteur

Enrique Pichon-Rivière, une figure marquante de la psychanalyse argentine (avec E. Mahieu), collection Psychanalyse et civilisations, L'Harmattan, Paris, 2006.

Heinrich/Enrique Racker – Vous avez dit contretransfert ?, collection Psychanalyse et civilisations, L'Harmattan, Paris, 2013.

Marie Langer, une psychanalyste féministe en Argentine (avec S. Elkin), collection Psychanalyse et civilisations, L'Harmattan, 2016.

La réalité psychique dans la pratique psychanalytique, collection « En question », Campagne Première, Paris, 2017.

Structures éditoriales du groupe L'Harmattan

L'Harmattan Italie
Via degli Artisti, 15
10124 Torino
harmattan.italia@gmail.com

L'Harmattan Hongrie
Kossuth l. u. 14-16.
1053 Budapest
harmattan@harmattan.hu

L'Harmattan Sénégal
10 VDN en face Mermoz
BP 45034 Dakar-Fann
senharmattan@gmail.com

L'Harmattan Cameroun
TSINGA/FECAFOOT
BP 11486 Yaoundé
inkoukam@gmail.com

L'Harmattan Burkina Faso
Achille Somé – tengnule@hotmail.fr

L'Harmattan Guinée
Almamya, rue KA 028 OKB Agency
BP 3470 Conakry
harmattanguinee@yahoo.fr

L'Harmattan RDC
185, avenue Nyangwe
Commune de Lingwala – Kinshasa
matangilamusadila@yahoo.fr

L'Harmattan Congo
67, boulevard Denis-Sassou-N'Guesso
BP 2874 Brazzaville
harmattan.congo@yahoo.fr

L'Harmattan Mali
Sirakoro-Meguetana V31
Bamako
syllaka@yahoo.fr

L'Harmattan Togo
Djidjole – Lomé
Maison Amela
face EPP BATOME
ddamela@aol.com

L'Harmattan Côte d'Ivoire
Résidence Karl – Cité des Arts
Abidjan-Cocody
03 BP 1588 Abidjan
espace_harmattan.ci@hotmail.fr

L'Harmattan Algérie
22, rue Moulay-Mohamed
31000 Oran
info2@harmattan-algerie.com

L'Harmattan Maroc
5, rue Ferrane-Kouicha, Talaâ-Elkbira
Chrableyine, Fès-Médine
30000 Fès
harmattan.maroc@gmail.com

Nos librairies en France

Librairie internationale
16, rue des Écoles – 75005 Paris
librairie.internationale@harmattan.fr
01 40 46 79 11
www.librairieharmattan.com

Librairie l'Espace Harmattan
21 bis, rue des Écoles – 75005 Paris
librairie.espace@harmattan.fr
01 43 29 49 42

Lib. sciences humaines & histoire
21, rue des Écoles – 75005 Paris
librairie.sh@harmattan.fr
01 46 34 13 71
www.librairieharmattansh.com

Lib. Méditerranée & Moyen-Orient
7, rue des Carmes – 75005 Paris
librairie.mediterranee@harmattan.fr
01 43 29 71 15

Librairie Le Lucernaire
53, rue Notre-Dame-des-Champs – 75006 Paris
librairie@lucernaire.fr
01 42 22 67 13

www.ingramcontent.com/pod-product-compliance
Lightning Source LLC
LaVergne TN
LVHW010933061026
849535LV00007B/2374
* 9 7 8 2 3 4 3 1 7 0 0 2 2 *